药性歌括四百味白话讲记 ❻

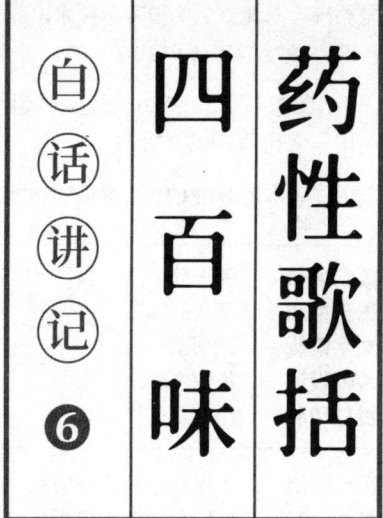

中医古籍白话普及系列

曾培杰 —— 编著
汪雪美 甘金宝 —— 整理

中国科学技术出版社
·北京·

图书在版编目（CIP）数据

《药性歌括四百味》白话讲记 . ⑥ / 曾培杰编著；汪雪美，甘金宝整理 . —北京：中国科学技术出版社，2022.10
ISBN 978-7-5046-9527-7

Ⅰ. ①药… Ⅱ. ①曾… ②汪… ③甘… Ⅲ. ①中药性味－方歌－中国－明代 Ⅳ. ① R285.1

中国版本图书馆 CIP 数据核字（2022）第 054199 号

策划编辑	韩 翔 于 雷
责任编辑	王久红
文字编辑	张玥莹
装帧设计	华图文轩
责任印制	徐 飞

出 版	中国科学技术出版社
发 行	中国科学技术出版社有限公司发行部
地 址	北京市海淀区中关村南大街 16 号
邮 编	100081
发行电话	010-62173865
传 真	010-62179148
网 址	http://www.cspbooks.com.cn

开 本	889mm×1194mm 1/32
字 数	114 千字
印 张	8.5
版 次	2022 年 10 月第 1 版
印 次	2022 年 10 月第 1 次印刷
印 刷	运河（唐山）印务有限公司
书 号	ISBN 978-7-5046-9527-7/R·2876
定 价	26.00 元

（凡购买本社图书，如有缺页、倒页、脱页者，本社发行部负责调换）

内容提要

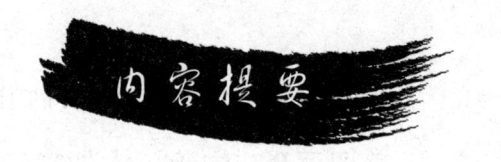

　　《药性歌括四百味》为明代医家龚廷贤所撰，在医药界流传颇广，影响很大，是一部深受读者欢迎的中医阐释性读物。该书以四言韵语文体，介绍了四百余味常用中药的功效和应用。内容简要，押韵和谐，便于记诵，不失为初学者的良师益友。但因成书年代久远，有些文字比较深奥，错讹之处亦属难免。鉴于此，编者以原著为依托，在无损原著的前提下，结合编者日常所遇病例，采用讲故事的形式，生动形象地讲述了各种药物的性味归经、主治及配伍方法等，轻松达到传播与教授中医文化及中草药知识的目的。本套丛书将四百余味中药划分为 110 课，方便读者分段学习，有节奏，不枯燥。书中所举病例亦是通俗易懂，实用性强，适合于中医药工作者、中医药院校广大师生及中医药爱好者阅读参考。

前言

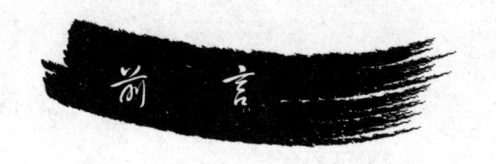

人若近贤良，譬如纸一张；
以纸包兰麝，因香而得香。
人若近邪友，譬如一枝柳；
以柳贯鱼鳖，因臭而得臭。

如何获得健康美满的人生？

与经典为依，与善友为伴，与良师为导，与喜乐为食，以安心为家。

心善，言善，行善，视善，命运自然能够得到改善。

心恶，言恶，行恶，视恶，命运自然会不断恶化。

一个人沉浸在这种善的环境中，哪有不好的人生？

目录

《药性歌括四百味》原文 / 001

第63课　赤石脂、青黛、阿胶、白矾 / 037

　　赤石脂温，保固肠胃，溃疡生肌，涩精泻痢。
　　青黛咸寒，能平肝木，惊痫疳痢，兼除热毒。
　　阿胶甘平，止咳脓血，吐衄胎崩，虚羸可啜。
　　白矾味酸，化痰解毒，治症多能，难以尽述。

第64课　五倍子、玄明粉、通草、枸杞 / 053

　　五倍苦酸，疗齿疳䘌，痔痛疮脓，兼除风热。
　　玄明粉辛，能蠲宿垢，化积消痰，诸热可疗。
　　通草味甘，善治膀胱，消痈散肿，能医乳房。
　　枸杞甘平，添精补髓，明目祛风，阴兴阳起。

第65课　黄精、何首乌、五味子、山茱萸　/　069

黄精味甘，能安脏腑，五劳七伤，此药大补。
何首乌甘，添精种子，黑发悦颜，强身延纪。
五味酸温，生津止渴，久嗽虚劳，肺肾枯竭。
山茱性温，涩精益髓，肾虚耳鸣，腰膝痛止。

第66课　石斛、补骨脂、薯蓣、苁蓉　/　087

石斛味甘，却惊定志，壮骨补虚，善驱冷痹。
破故纸温，腰膝酸痛，兴阳固精，盐酒炒用。
薯蓣甘温，理脾止泻，益肾补中，诸虚可治。
苁蓉味甘，峻补精血，若骤用之，更动便滑。

第67课　菟丝子、牛膝、巴戟天、仙茅　/　109

菟丝甘平，梦遗滑精，腰痛膝冷，添髓壮筋。
牛膝味苦，除湿痹痿，腰膝酸疼，小便淋沥。
巴戟辛甘，大补虚损，精滑梦遗，强筋固本。
仙茅味辛，腰足挛痹，虚损劳伤，阳道兴起。

第68课　牡蛎、川楝子、萆薢、续断　/　127

牡蛎微寒，涩精止汗，崩带胁痛，老痰祛散。
楝子苦寒，膀胱疝气，中湿伤寒，利水之剂。

草薢甘苦，风寒湿痹，腰背冷痛，添精益气。
续断味辛，接骨续筋，跌仆折损，且固遗精。

第69课　龙骨、人之头发、鹿茸、鹿角胶　/　147

龙骨味甘，梦遗精泄，崩带肠痈，惊痫风热。
人之头发，补阴甚捷，吐衄血晕，风惊痫热。
鹿茸甘温，益气补阳，泄精尿血，崩带堪尝。
鹿角胶温，吐衄虚羸，跌仆伤损，崩带安胎。

第70课　腽肭脐、紫河车、枫香、檀香　/　165

腽肭脐热，补益元阳，固精起痿，痃癖劳伤。
紫河车甘，疗诸虚损，劳瘵骨蒸，滋培根本。
枫香味辛，外科要药，瘙疮瘾疹，齿痛亦可。
檀香味辛，开胃进食，霍乱腹痛，中恶秽气。

第71课　安息香、苏合香、熊胆、硇砂、硼砂　/　181

安息香辛，驱除秽恶，开窍通关，死胎能落。
苏和香甘，祛痰辟秽，蛊毒痫痉，梦魇能去。
熊胆味苦，热蒸黄疸，恶疮虫痔，五疳惊痫。
硇砂有毒，溃痈烂肉，除翳生肌，破癥消毒。
硼砂味辛，疗喉肿痛，膈上热痰，噙化立中。

第72课 朱砂、硫黄、龙脑、芦荟 / 201

　　朱砂味甘，镇心养神，祛邪解毒，定魄安魂。
　　硫黄性热，扫除疥疮，壮阳逐冷，寒邪敢当。
　　龙脑味辛，目痛头痹，狂躁妄语，真为良剂。
　　芦荟气寒，杀虫消疳，癫痫惊搐，服之立安。

第73课 天竺黄、麝香、乳香、没药 / 223

　　天竺黄甘，急慢惊风，镇心解热，化痰有功。
　　麝香辛温，善通关窍，辟秽安惊，解毒甚妙。
　　乳香辛苦，疗诸恶疮，生肌止痛，心腹尤良。
　　没药苦平，治疮止痛，跌打损伤，破血通用。

方药集锦 / 244

精彩回顾 / 254

后记 / 257

《药性歌括四百味》原文

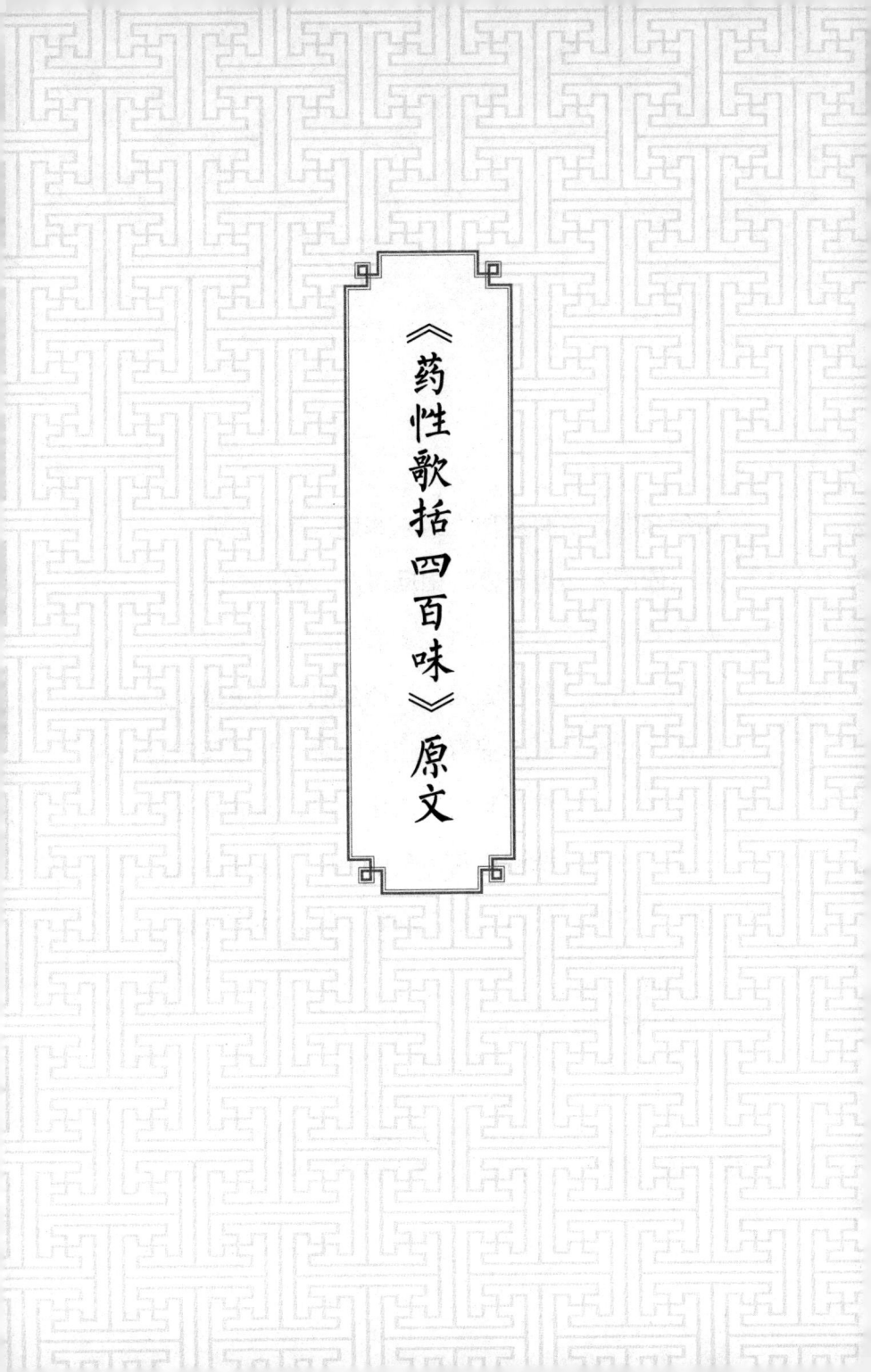

诸药之性，各有其功，温凉寒热，补泻宣通。

君臣佐使，运用于衷，相反畏恶，立见吉凶。

人参[1]味甘，大补元气，止渴生津，调荣养卫。

黄芪[2]性温，收汗固表，托疮生肌，气虚莫少。

白术[3]甘温，健脾强胃，止泻除湿，兼祛痰痞。

茯苓[4]味淡，渗湿利窍，白化痰涎，赤通水道。

甘草[5]甘温，调和诸药，炙则温中，生则泻火。

当归[6]甘温，生血补心，扶虚益损，逐瘀生新。

---

[1] 去芦用，反藜芦。
[2] 绵软如箭干者，疮疡生用，补虚蜜水炒用。
[3] 去芦油，淘米泔水洗，薄切晒干，或陈土、壁土炒。
[4] 去黑皮，中有赤筋，要去净，不损人目。
[5] 一名国老，能解百毒，反甘遂、海藻、大戟、芫花。
[6] 酒浸，洗净切片，体肥痰盛，姜汁浸晒。身养血，尾破血，全活血。

白芍① 酸寒，能收能补，泻痢腹痛，虚寒勿与。

赤芍② 酸寒，能泻能散，破血通经，产后勿犯。

生地③ 微寒，能消湿热，骨蒸烦劳，养阴凉血。

熟地④ 微温，滋肾补血，益髓填精，乌须黑发。

麦门⑤ 甘寒，解渴祛烦，补心清肺，虚热自安。

天门⑥ 甘寒，肺痿肺痈，消痰止嗽，喘热有功。

黄连⑦ 味苦，泻心除痞，清热明眸，厚肠止痢。

黄芩⑧ 苦寒，枯泻肺火，子清大肠，湿热皆可。

黄柏⑨ 苦寒，降火滋阴，骨蒸湿热，下血堪任。

栀子⑩ 性寒，解郁除烦，吐衄胃痛，火降小便。

---

① 有生用者，有酒炒用者。
② 宜用生。
③ 一名地髓，怀庆出者，用酒洗，竹刀切片，晒干。
④ 用怀庆生地黄，酒拌蒸至黑色，竹刀切片，勿犯铁器，忌萝卜葱蒜，用姜汁炒，除膈闷。
⑤ 水浸，去心用，不令人烦。
⑥ 水浸，去心皮。
⑦ 去须，下火童便，痰火姜汁，伏火盐汤，气滞火吴萸，肝胆火猪胆，实火朴硝，虚火酒炒。
⑧ 去皮枯朽，或生或酒炒。
⑨ 去粗皮，或生，或酒，或蜜，或童便，或乳汁炒，一名黄檗。
⑩ 生用清三焦实火，炒黑清三焦郁热，又能清曲屈之火。

连翘①苦寒，能消痈毒，气聚血凝，湿热堪逐。

石膏②大寒，能泻胃火，发渴头痛，解肌立妥。

滑石③沉寒，滑能利窍，解渴除烦，湿热可疗。

贝母④微寒，止嗽化痰，肺痈肺痿，开郁除烦。

大黄苦寒，实热积聚，蠲痰逐水，疏通便闭。

柴胡⑤味苦，能泻肝火，寒热往来，疟疾均可。

前胡⑥微寒，宁嗽化痰，寒热头痛，痞闷能安。

升麻⑦性寒，清胃解毒，升提下陷，牙痛可逐。

桔梗⑧味苦，疗咽痛肿，载药上升，开胸利壅。

紫苏叶⑨辛，风寒发表，梗下诸气，消除胀满。

麻黄⑩味辛，解表出汗，身热头痛，风寒发散。

---

① 去梗心。
② 或生或煅，一名解石。
③ 细腻洁白者佳，粗头青黑者勿用，研末以水飞过。
④ 去心，黄白色轻松者佳。
⑤ 去芦，要北者佳。
⑥ 去芦，要软者佳。
⑦ 去须，青绿者佳。
⑧ 去芦，青白者佳。
⑨ 背面并紫者佳。
⑩ 去根节，宜陈久，止汗用根。

葛根[1]味甘，祛风发散，温疟往来，止渴解酒。

薄荷[2]味辛，最清头目，祛风散热，骨蒸宜服。

防风[3]甘温，能除头晕，骨节痹痛，诸风口噤。

荆芥[4]味辛，能清头目，表汗祛风，治疮消瘀。

细辛[5]辛温，少阴头痛，利窍通关，风湿皆用。

羌活[6]微温，祛风除湿，身痛头痛，舒筋活络。

独活[7]辛苦，颈项难舒，两足湿痹，诸风能除。

知母[8]味苦，热渴能除，骨蒸有汗，痰咳皆舒。

白芷[9]辛温，阳明头痛，风热瘙痒，排脓通用。

藁本[10]气温，除头巅顶，寒湿可祛，风邪可屏。

香附[11]味甘，快气开郁，止痛调经，更消宿食。

---

[1] 白粉者佳。
[2] 一名鸡苏，龙脑者佳，辛香通窍而散风热。
[3] 去芦。
[4] 一名假苏，用穗又能止冷汗虚汗。
[5] 华阴者佳，反藜芦，能发少阴之汗。
[6] 一名羌青，目赤亦要。
[7] 一名独摇草，又名胡王使者。
[8] 去皮毛，生用泻胃火，酒炒泻肾火。
[9] 一名芳香，可作面脂。
[10] 去芦。
[11] 即莎草根，忌铁器。

乌药① 辛温，心腹胀痛，小便滑数，顺气通用。

枳实② 味苦，消食除痞，破积化痰，冲墙倒壁。

枳壳③ 微寒，快气宽肠，胸中气结，胀满堪尝。

白蔻④ 辛温，能祛瘴翳，温中行气，止呕和胃。

青皮⑤ 苦温，能攻气滞，削坚平肝，安胃下食。

陈皮⑥ 辛温，顺气宽膈，留白和胃，消痰去白。

苍术⑦ 苦温，健脾燥湿，发汗宽中，更祛瘴翳。

厚朴⑧ 苦温，消胀泄满，痰气泻痢，其功不缓。

南星⑨ 性热，能治风痰，破伤强直，风搐自安。

半夏⑩ 味辛，健脾燥湿，痰厥头痛，嗽呕堪入。

藿香⑪ 辛温，能止呕吐，发散风寒，霍乱为主。

---

① 一名旁其，一名天台乌。
② 如鹅眼，色黑，陈者佳，水浸去穰，切片麸炒。
③ 水浸去穰，切片麸炒。
④ 去壳取仁。
⑤ 水浸去穰，切片。
⑥ 温水略洗，刮去穰，又名橘红。
⑦ 米泔水浸透，搓去黑皮，切片炒干。
⑧ 要厚如紫豆者佳，去粗皮，姜汁炒。
⑨ 姜汤泡透，切片用，或为末，包入牛胆内，名曰牛胆南星。
⑩ 一名守田，反乌头，滚水泡透，切片，姜汁炒。
⑪ 或用叶，或用梗，或梗叶兼用。

槟榔[1]辛温，破气杀虫，祛痰逐水，专除后重。

腹皮[2]微温，能下膈气，安胃健脾，浮肿消去。

香薷[3]味辛，伤暑便涩，霍乱水肿，除烦解热。

扁豆[4]微温，转筋吐泻，下气和中，酒毒能化。

猪苓[5]味淡，利水通淋，消肿除湿，多服损肾。

泽泻[6]甘寒，消肿止渴，除湿通淋，阴汗自遏。

木通[7]性寒，小肠热闭，利窍通经，最能导滞。

车前子[8]寒，溺涩眼赤，小便能通，大便能实。

地骨皮[9]寒，解肌退热，有汗骨蒸，强阴凉血。

木瓜[10]味酸，湿肿脚气，霍乱转筋，足膝无力。

威灵[11]苦温，腰膝冷痛，消痰痃癖，风湿皆用。

---

[1] 如鸡心者佳。
[2] 多有鸩粪毒，用黑豆汤洗净。
[3] 陈久者佳。
[4] 微炒。
[5] 削去黑皮，切片。
[6] 去毛。
[7] 去皮切片。
[8] 去壳。
[9] 去骨。
[10] 酒洗。
[11] 去芦酒洗。

牡丹①苦寒，破血通经，血分有热，无汗骨蒸。

玄参②苦寒，清无根火，消肿骨蒸，补肾亦可。

沙参③味苦，消肿排脓，补肝益肺，退热除风。

丹参④味苦，破积调经，生新去恶，祛除带崩。

苦参⑤味苦，痈肿疮疥，下血肠风，眉脱赤癞。

龙胆苦寒，疗眼赤疼，下焦湿肿，肝经热烦。

五加皮⑥温，祛痛风痹，健步坚筋，益精止沥。

防己气寒，风湿脚痛，热积膀胱，消痈散肿。

地榆⑦沉寒，血热堪用，血痢带崩，金疮止痛。

茯神⑧补心，善镇惊悸，恍惚健忘，兼除怒恚。

远志⑨气温，能祛惊悸，安神镇心，令人多记。

酸枣⑩味酸，敛汗祛烦，多眠用生，不眠用炒。

---

① 去骨。
② 紫黑者佳，反藜芦。
③ 去芦，反藜芦。
④ 反藜芦。
⑤ 反藜芦。
⑥ 此皮浸酒，轻身延寿，宁得一把五加，不用金玉满车。
⑦ 如虚寒水泻，切宜忌之。
⑧ 去皮木。
⑨ 甘草汤浸一宿，去骨晒干。
⑩ 去核取仁。

菖蒲[1]性温,开心利窍,祛痹除风,出声至妙。

柏子[2]味甘,补心益气,敛汗润肠,更疗惊悸。

益智[3]辛温,安神益气,遗溺遗精,呕逆皆治。

甘松味香,善除恶气,治体香肌,心腹痛已。

小茴[4]性温,能除疝气,腹痛腰疼,调中暖胃。

大茴[5]味辛,疝气脚气,肿痛膀胱,止呕开胃。

干姜[6]味辛,表解风寒,炮苦逐冷,虚寒尤堪。

附子[7]辛热,性走不守,四肢厥冷,回阳功有。

川乌[8]大热,搜风入骨,湿痹寒疼,破积之物。

木香[9]微温,散滞和胃,诸风能调,行肝泻肺。

沉香降气,暖胃追邪,通天彻地,气逆为佳。

---

[1] 去毛,一寸九节者佳,忌铁器。
[2] 去壳取仁,即柏仁。
[3] 去壳取仁,研碎。
[4] 盐酒炒。
[5] 即怀香子。
[6] 纸包水浸,火煨,切片慢火煨至极黑,亦有生用者。
[7] 皮黑,顶正圆,一两一枚者佳,面裹火煨,去皮脐,童便浸一宿,慢火煮,晒干密封,切片用,亦有该用生者。
[8] 顶歪斜,制同附子。
[9] 形如枯骨,苦口粘牙者佳。

丁香① 辛热，能除寒呕，心腹疼痛，温胃可晓。
砂仁② 性温，养胃进食，止痛安胎，通经破滞。
荜澄茄③ 辛，除胀化食，消痰止哕，能逐寒气。
肉桂④ 辛热，善通血脉，腹痛虚寒，温补可得。
桂枝小梗，横行手臂，止汗舒筋，治手足痹。
吴萸⑤ 辛热，能调疝气，脐腹寒疼，酸水能治。
延胡⑥ 气温，心腹卒痛，通经活血，跌仆血崩。
薏苡⑦ 味甘，专除湿痹，筋节拘挛，肺痈肺痿。
肉蔻⑧ 辛温，脾胃虚冷，泻痢不休，功可立等。
草蔻⑨ 辛温，治寒犯胃，作痛呕吐，不食能食。
诃子⑩ 味苦，涩肠止痢，痰嗽喘急，降火敛肺。

---

① 雄丁香如钉子长，雌丁香如枣核大。
② 去壳取仁。
③ 系嫩胡椒，青时摘取者是。
④ 去粗皮，不见火，妊娠用要炒黑，厚者肉桂，薄者官桂。
⑤ 去梗，汤泡，微炒。
⑥ 即玄胡索。
⑦ 一名穿谷米，去壳取仁。
⑧ 一名肉果，面包，煨熟切片，纸包，捶去油。
⑨ 建宁有淡红花内白色子是真的。
⑩ 又名诃藜勒，六棱黑色者佳，火煨去核。

草果①味辛，消食除胀，截疟逐痰，解瘟辟瘴。

常山②苦寒，截疟除痰，解伤寒热，水胀能宽。

良姜③性热，下气温中，转筋霍乱，酒食能攻。

山楂④味甘，磨消肉食，疗疝催疮，消膨健胃。

神曲⑤味甘，开胃进食，破结逐痰，调中下气。

麦芽⑥甘温，能消宿食，心腹膨胀，行血散滞。

苏子味辛，祛痰降气，止咳定喘，更润心肺。

白芥子⑦辛，专化胁痰，疟蒸痞块，服之能安。

甘遂⑧苦寒，破癥消痰，面浮蛊胀，利水能安。

大戟⑨甘寒，消水利便，腹胀癥坚，其功瞑眩。

芫花⑩寒苦，能消胀蛊，利水泻湿，止咳痰吐。

---

① 去壳取仁。
② 酒浸切片。
③ 结实秋收名红豆蔻，善解酒毒，余治同。
④ 一名糖球子，俗呼山里红，蒸，去核用。
⑤ 炒黄色。
⑥ 炒，孕妇勿用，恐堕胎元。
⑦ 微炒。
⑧ 反甘草。
⑨ 反甘草。
⑩ 反甘草。

商陆①苦寒,赤白各异,赤者消风,白利水气。

海藻②咸寒,消瘿散疬,除胀破癥,利水通闭。

牵牛③苦寒,利水消肿,蛊胀痃癖,散滞除壅。

葶苈④辛苦,利水消肿,痰咳癥瘕,治喘肺痈。

瞿麦苦寒,专治淋病,且能堕胎,通经立应。

三棱⑤味苦,利血消癖,气滞作痛,虚者当忌。

五灵味甘,血滞腹痛,止血用炒,行血用生。

干漆⑥辛温,通经破瘕,追积杀虫,效如奔马。

蒲黄味甘,逐瘀止崩,补血须炒,破血用生。

苏木甘咸,能行积血,产后血经,兼医仆跌。

桃仁⑦甘平,能润大肠,通经破瘀,血瘕堪尝。

莪术⑧温苦,善破痃癖,止痛消瘀,通经最宜。

姜黄味辛,消痈破血,心腹结痛,下气最捷。

---

① 一名章柳。
② 与海带、昆布,散结溃坚功同,反甘草。
③ 黑者属水力速,白者属金力迟,并取头末用。
④ 隔纸略炒。
⑤ 去毛,火煨,切片,醋炒。
⑥ 捣,炒令烟尽,生则损人伤胃。
⑦ 汤浸,尖皮皆去尽,研如泥。
⑧ 去根,火煨,切片,醋炒。

郁金味苦，破血行气，血淋溺血，郁结能舒。

金银花①甘，疗痈无对，未成则散，已成则溃。

漏芦②性寒，祛恶疮毒，补血排脓，生肌长肉。

蒺藜味苦，疗疮瘙痒，白癜头疮，翳除目朗。

白及味苦，功专收敛，肿毒疮疡，外科最善。

蛇床辛苦，下气温中，恶疮疥癞，逐瘀祛风。

天麻味甘，能祛头眩，小儿惊痫，拘挛瘫痪。

白附辛温，治面百病，血痹风疮，中风痰症。

全蝎味辛，祛风痰毒，口眼㖞斜，风痫发搐。

蝉蜕甘寒，消风定惊，杀疳除热，退翳侵睛。

僵蚕③味咸，诸风惊痫，湿痰喉痹，疮毒瘢痕。

蜈蚣④味辛，蛇虺恶毒，镇惊止痉，堕胎逐瘀。

木鳖甘寒，能追疮毒，乳痈腰疼，消肿最速。

蜂房咸苦，惊痫瘈疭，牙疼肿毒，瘰疬乳痈。

---

① 一名忍冬，一名鹭鸶藤，一名金钗股，一名老翁须。
② 一名野兰。
③ 去丝酒炒。
④ 头足赤者佳，炙黄，去头足。

花蛇①温毒，瘫痪㖞斜，大风疥癞，诸毒称佳。

蛇蜕咸平，能除翳膜，肠痔蛊毒，惊痫搐搦。

槐花味苦，痔漏肠风，大肠热痢，更杀蛔虫。

鼠粘子②辛，能除疮毒，瘾疹风热，咽痛可逐。

茵陈味苦，退疸除黄，泻湿利水，清热为凉。

红花辛温，最消瘀热，多则通经，少则养血。

蔓荆子苦，头痛能医，拘挛湿痹，泪眼堪除。

兜铃③苦寒，能熏痔漏，定喘消痰，肺热久嗽。

百合味甘，安心定胆，止嗽消浮，痈疽可啖。

秦艽④微寒，除湿荣筋，肢节风痛，下血骨蒸。

紫菀⑤苦辛，痰喘咳逆，肺痈吐脓，寒热并济。

款花⑥甘温，理肺消痰，肺痈喘咳，补劳除烦。

金沸草⑦温，消痰止嗽，明目祛风，逐水尤妙。

---

① 两鼻孔，四獠牙，头戴二十四朵花，尾上有个佛指甲，是出蕲州者佳。
② 一名牛蒡子，一名大力子，一名恶实。
③ 去膈膜根，名青木香，散气。
④ 新好罗纹者佳。
⑤ 去头。
⑥ 要嫩茸，去本。
⑦ 一名旋覆花，一名金钱花。

桑皮①甘辛，止嗽定喘，泻肺火邪，其功不浅。
杏仁②温苦，风寒喘嗽，大肠气闭，便难切要。
乌梅酸温，收敛肺气，止渴生津，能安泻痢。
天花粉寒，止渴祛烦，排脓消毒，善除热痰。
瓜蒌仁③寒，宁嗽化痰，伤寒结胸，解渴止烦。
密蒙花④甘，主能明目，虚翳青盲，服之效速。
菊花⑤味甘，除热祛风，头晕目赤，收泪殊功。
决明子甘，能祛肝热，目痛收泪，仍止鼻血。
犀角酸寒，化毒辟邪，解热止血，消肿毒蛇。
羚羊角寒，明目清肝，祛惊解毒，神志能安。
龟甲⑥味甘，滋阴补肾，止血续筋，更医颅囟。
木贼味甘，祛风退翳，能止月经，更消积聚。
鳖甲⑦咸平，劳嗽骨蒸，散瘀消肿，祛痞除癥。

---

① 风寒新嗽生用，虚劳久嗽，蜜水炒用，去红皮。
② 单仁者，泡去皮尖，麸炒入药，双仁者有毒，杀人，勿用。
③ 去壳用仁，重纸包，砖压掺之，只一度去油用。
④ 酒洗，蒸过晒干。
⑤ 家园内味甘黄小者佳，去梗。
⑥ 即败龟板。
⑦ 去裙，蘸醋炙黄。

桑上寄生，风湿腰痛，止漏安胎，疮疡亦用。

火麻①味甘，下乳催生，润肠通结，小水能行。

山豆根②苦，疗咽痛肿，敷蛇虫伤，可救急用。

益母草③苦，女科为主，产后胎前，生新祛瘀。

紫草咸寒，能通九窍，利水消膨，痘疹最要。

紫葳④味酸，调经止痛，崩中带下，癥瘕通用。

地肤子⑤寒，祛膀胱热，皮肤瘙痒，除热甚捷。

楝根性寒，能追诸虫，疼痛立止，积聚立通。

樗根⑥味苦，泻痢带崩，肠风痔漏，燥湿涩精。

泽兰甘苦，痈肿能消，打仆伤损，肢体虚浮。

牙皂⑦味辛，通关利窍，敷肿痛消，吐风痰妙。

芜荑味辛，驱邪杀虫，痔瘘癣疥，化食除风。

雷丸⑧味苦，善杀诸虫，癫痫蛊毒，治儿有功。

---

① 微炒，砖擦去壳，取仁。
② 俗名金锁匙。
③ 一名茺蔚子。
④ 即凌霄花。
⑤ 一名铁扫帚子。
⑥ 去粗皮，取二层白皮，切片酒炒。
⑦ 去弦子粗皮，不蛀者佳。
⑧ 赤者杀人，白者佳，甘草煎水泡一宿。

胡麻仁①甘，疗肿恶疮，熟补虚损，筋壮力强。
苍耳子苦，疥癣细疮，驱风湿痹，瘙痒堪尝。
葳仁味甘，风肿烂弦，热胀胬肉，眼泪立痊。
青葙子苦，肝脏热毒，暴发赤障，青盲可服。
谷精草②辛，牙齿风痛，口疮咽痹，眼翳通用。
白薇大寒，疗风治疟，人事不知，昏厥堪却。
白蔹微寒，儿疟惊痫，女阴肿痛，痈疔可啖。
青蒿气寒，童便熬膏，虚热盗汗，除骨蒸劳。
茅根味甘，通关逐瘀，止吐衄血，客热可去。
大小蓟苦，消肿破血，吐衄咯唾，崩漏可啜。
枇杷叶③苦，偏理肺脏，吐秽不止，解酒清上。
射干④味苦，逐瘀通经，喉痹口臭，痈毒堪凭。
鬼箭羽⑤苦，通经堕胎，杀虫破结，驱邪除乖。
夏枯草⑥苦，瘰疬瘿瘤，破癥散结，湿痹能瘳。

---

① 一名巨胜，黑者佳。
② 一名戴星草。
③ 布拭去毛。
④ 一名乌翣根。
⑤ 一名卫矛。
⑥ 冬至后发生，夏至时枯。

卷柏味辛，癥瘕血闭，风眩痿躄，更驱鬼疰。

马鞭味苦，破血通经，癥瘕痞块，服之最灵。

鹤虱味苦，杀虫追毒，心腹卒痛，蛔虫堪逐。

白头翁寒，散癥逐血，瘿疬疟疝，止痛百节。

旱莲草甘，生须黑发，赤痢堪止，血流可截。

慈菇辛苦，疔肿痈疽，恶疮瘾疹，蛇虺并施。

榆皮[1]味甘，通水除淋，能利关节，敷肿痛定。

钩藤[2]微寒，疗儿惊痫，手足瘛疭，抽搐口眼。

豨莶[3]味苦，追风除湿，聪耳明目，乌须黑发。

辛夷[4]味辛，鼻塞流涕，香臭不闻，通窍之剂。

续随子[5]辛，恶疮蛊毒，通经消积，不可过服。

海桐皮苦，霍乱久痢，疳蠹疥癣，牙痛亦治。

石楠藤[6]辛，肾衰脚弱，风淫湿痹，堪为妙药。

---

[1] 取里面白皮，切片晒干。
[2] 苗类钓钩，故曰钩藤。
[3] 蜜同酒浸，九晒为丸服。
[4] 去心毛。
[5] 一名千金子，一名拒冬实，去皮壳，取仁，纸包，压去油。
[6] 一名鬼目。

大青气寒,伤寒热毒,黄汗黄疸,时疫宜服。

侧柏叶苦,吐衄崩痢,能生须眉,除湿之剂。

槐实①味苦,阴疮湿痒,五痔肿痛,止血极莽。

瓦楞子②咸,妇人血块,男子痰癖,癥瘕可瘥。

棕榈子苦,禁泄涩痢,带下崩中,肠风堪治。

冬葵子③寒,滑胎易产,癃利小便,善通乳难。

淫羊藿④辛,阴起阳兴,坚筋益骨,志强力增。

松脂⑤味甘,滋阴补阳,驱风安脏,膏可贴疮。

覆盆子⑥甘,肾损精竭,黑须明眸,补虚续绝。

合欢⑦味甘,利人心志,安脏明目,快乐无虑。

金樱子⑧涩,梦遗精滑,禁止遗尿,寸白虫杀。

楮实味甘,壮筋明目,益气补虚,阳痿当服。

---

① 即槐角黑子也。
② 即蚶子壳,火煅醋淬。
③ 即葵菜子。
④ 即仙灵脾,俗呼三枝九叶草也。
⑤ 一名沥青。
⑥ 去蒂。
⑦ 即交枝树。
⑧ 霜后红熟,去核。

郁李仁①酸，破血润燥，消肿利便，关格通导。

密陀僧咸，止痢医痔，能除白癜，诸疮可治。

伏龙肝②温，治疫安胎，吐血咳逆，心烦妙哉。

石灰味辛，性烈有毒，辟虫立死，堕胎甚速。

穿山甲③毒，痔癖恶疮，吹奶肿痛，通经排脓。

蚯蚓气寒，伤寒温病，大热狂言，投之立应。

蟾蜍气凉，杀疳蚀癖，瘟疫能碎，疮毒可祛。

刺猬皮苦，主医五痔，阴肿疝痛，能开胃气。

蛤蚧味咸，肺痿血咯，传尸劳瘵，服之可却。

蝼蛄味咸，治十水肿，上下左右，效不旋踵。

桑螵蛸咸，淋浊精泄，除疝腰疼，虚损莫缺。

田螺④性冷，利大小便，消肿除热，醒酒立见。

水蛭⑤味咸，除积瘀坚，通经堕产，折伤可痊。

贝子味咸，解肌散结，利水消肿，目翳清洁。

---

① 破核取仁，汤泡去皮，研碎。
② 取年深色变褐者佳。
③ 用甲剉碎，土炒成珠。
④ 浊酒煮熟，挑肉食之。
⑤ 即马蝗蜞。

海螵蛸[1]咸，漏下赤白，癥瘕疝气，阴肿可得。

青礞石[2]寒，硝煅金色，坠痰消食，疗效莫测。

磁石味咸，专杀铁毒，若误吞针，系线即出。

花蕊石[3]寒，善止诸血，金疮血流，产后血涌。

代赭石寒，下胎崩带，儿疳泻痢，惊痫呕噫。

黑铅味甘，止呕反胃，瘰疬外敷，安神定志。

狗脊[4]味甘，酒蒸入剂，腰背膝痛，风寒湿痹。

骨碎补[5]温，折伤骨节，风血积疼，最能破血。

茜草味苦，便衄吐血，经带崩漏，损伤虚热。

王不留行[6]，调经催产，除风痹痛，乳痈当啖。

狼毒味辛，破积瘕癥，恶疮鼠瘘，止心腹疼。

藜芦[7]味辛，最能发吐，肠澼泻痢，杀虫消蛊。

---

① 一名乌贼鱼骨。
② 用焰硝同入锅内，火煅如金色者。
③ 火煅研。
④ 根类金毛狗脊。
⑤ 去毛，即胡孙良姜。
⑥ 即剪金子花，取酒蒸，火焙干。
⑦ 取根去头，用川黄连为使，恶大黄，畏葱白，反芍药、细辛、人参、沙参、玄参、丹参、苦参，切忌同用。

蓖麻子① 辛，吸出滞物，涂顶肠收，涂足胎出。

荜茇味辛，温中下气，痃癖阴疝，霍乱泻痢。

百部味甘，骨蒸劳瘵，杀疳蛔虫，久嗽功大。

京墨味辛，吐衄下血，产后崩中，止血甚捷。

女贞子② 苦，黑发乌须，强筋壮力，祛风补虚。

瓜蒂③ 苦寒，善能吐痰，消身肿胀，并治黄疸。

粟壳④ 性涩，泄痢嗽怯，劫病如神，杀人如剑。

巴豆⑤ 辛热，除胃寒积，破癥消痰，大能通痢。

夜明砂⑥ 粪，能下死胎，小儿无辜，瘰疬堪裁。

斑蝥⑦ 有毒，破血通经，诸疮瘰疬，水道能行。

蚕沙性温，湿痹瘾疹，瘫风肠鸣，消渴可饮。

胡黄连⑧ 苦，治劳骨蒸，小儿疳痢，盗汗虚惊。

---

① 去壳取仁。
② 一名冬青子。
③ 即北方甜瓜蒂也，一名苦丁香，散用则吐，丸用则泻。
④ 不可轻用，蜜水炒。
⑤ 一名江子，一名巴椒，反牵牛，去壳，看症制用。
⑥ 一名伏翼粪，一名蝙蝠屎。
⑦ 去头翅足，米炒熟用。
⑧ 折断一线烟出者佳，忌猪肉。

使君①甘温,消疳消浊,泻痢诸虫,总能除却。
赤石脂②温,保固肠胃,溃疡生肌,涩精泻痢。
青黛③咸寒,能平肝木,惊痫疳痢,兼除热毒。
阿胶④甘平,止咳脓血,吐衄胎崩,虚羸可啜。
白矾⑤味酸,化痰解毒,治症多能,难以尽述。
五倍⑥苦酸,疗齿疳䘌,痔痈疮脓,兼除风热。
玄明粉⑦辛,能蠲宿垢,化积消痰,诸热可疗。
通草味甘,善治膀胱,消痈散肿,能医乳房。
枸杞⑧甘平,添精补髓,明目祛风,阴兴阳起。
黄精⑨味甘,能安脏腑,五劳七伤,此药大补。
何首乌⑩甘,添精种子,黑发悦颜,强身延纪。

---

① 微火煨,去壳取仁。
② 色赤黏舌为良,火煅,醋淬,研碎。
③ 即靛花。
④ 要金井者佳,蛤粉炒成珠。
⑤ 火煅过,名枯矾。
⑥ 一名文蛤,一名百虫仓,百药煎即此造成。
⑦ 用朴硝,以萝卜同制过者是。
⑧ 紫熟味甘膏润者佳,去梗蒂。
⑨ 与钩吻略同,切勿误用,洗净,九蒸九晒。
⑩ 赤白兼用,泔浸,过一宿捣碎。

五味①酸温，生津止渴，久嗽虚劳，肺肾枯竭。

山茱②性温，涩精益髓，肾虚耳鸣，腰膝痛止。

石斛③味甘，却惊定志，壮骨补虚，善驱冷痹。

破故纸④温，腰膝酸痛，兴阳固精，盐酒炒用。

薯蓣⑤甘温，理脾止泻，益肾补中，诸虚可治。

苁蓉⑥味甘，峻补精血，若骤用之，更动便滑。

菟丝⑦甘平，梦遗滑精，腰痛膝冷，添髓壮筋。

牛膝⑧味苦，除湿痹痿，腰膝酸疼，小便淋沥。

巴戟⑨辛甘，大补虚损，精滑梦遗，强筋固本。

仙茅味辛，腰足挛痹，虚损劳伤，阳道兴起。

牡蛎⑩微寒，涩精止汗，崩带胁痛，老痰祛散。

---

① 风寒咳嗽用南，虚损劳伤用北，去梗。
② 酒蒸，去核选肉，其核勿用，恐其滑精难治。
③ 去根，如金色者佳。
④ 一名补骨脂，盐酒洗炒。
⑤ 一名山药，一名山芋，怀庆者佳。
⑥ 酒洗，去鳞用，除心内膜筋。
⑦ 水洗净，热酒砂罐煨烂，捣碎晒干，合药同麝末为丸，不堪作汤。
⑧ 怀庆者佳，去芦酒洗。
⑨ 肉厚连珠者佳，酒浸过宿，追去骨，晒干，俗名二蔓草。
⑩ 左顾大者佳，火煅红，研。

楝子①苦寒，膀胱疝气，中湿伤寒，利水之剂。

草薢②甘苦，风寒湿痹，腰背冷痛，添精益气。

续断③味辛，接骨续筋，跌扑折损，且固遗精。

龙骨④味甘，梦遗精泄，崩带肠痈，惊痫风热。

人之头发⑤，补阴甚捷，吐衄血晕，风惊痫热。

鹿茸⑥甘温，益气补阳，泄精尿血，崩带堪尝。

鹿角胶温，吐衄虚羸，跌扑伤损，崩带安胎。

腽肭脐⑦热，补益元阳，固精起痿，痃癖劳伤。

紫河车⑧甘，疗诸虚损，劳瘵骨蒸，滋培根本。

枫香味辛，外科要药，瘙疮瘾疹，齿痛亦可。

檀香味辛，开胃进食，霍乱腹痛，中恶移气。

---

① 即金铃子，酒浸，蒸，去皮核。
② 白者为佳，酒浸切片。
③ 酒洗切片，如鸡脚者佳。
④ 火煅。
⑤ 一名血余。
⑥ 燎去毛，或酒或酥炙令脆。
⑦ 酒浸，微炙令香。
⑧ 一名混沌皮，一名混元衣，即胞衣也。长流水洗净，或新瓦烘干，或用甑蒸烂，忌铁器。

安息香①辛，驱除秽恶，开窍通关，死胎能落。

苏合香甘，祛痰辟秽，蛊毒痫痓，梦魇能去。

熊胆味苦，热蒸黄疸，恶疮虫痔，五疳惊痫。

硇砂②有毒，溃痈烂肉，除翳生肌，破癥消毒。

硼砂③味辛，疗喉肿痛，膈上热痰，噙化立中。

朱砂④味甘，镇心养神，祛邪解毒，定魄安魂。

硫黄性热，扫除疥疮，壮阳逐冷，寒邪敢当。

龙脑⑤味辛，目痛头痹，狂躁妄语，真为良剂。

芦荟⑥气寒，杀虫消疳，癫痫惊搐，服之立安。

天竺黄⑦甘，急慢惊风，镇心解热，化痰有功。

麝香⑧辛温，善通关窍，辟秽安惊，解毒甚妙。

乳香⑨辛苦，疗诸恶疮，生肌止痛，心腹尤良。

---

① 黑黄色。
② 水飞，去土石，生用败肉，火煅可用。
③ 大块光莹者佳。
④ 生即无害，炼服即能杀人。
⑤ 即冰片。
⑥ 俗名象胆。
⑦ 出天竺国。
⑧ 不见火。
⑨ 去砂石用，灯心同研。

没药苦平，治疮止痛，跌打损伤，破血通用。

阿魏性温，除癥破结，止痛杀虫，传尸可灭。

水银性寒，治疥杀虫，断绝胎孕，催生立通。

轻粉性燥，外科要药，杨梅诸疮，杀虫可托。

砒霜①大毒，风痰可吐，截疟除哮，能消沉痼。

雄黄苦辛，辟邪解毒，更治蛇虺，喉风息肉。

珍珠气寒，镇惊除痫，开聋磨翳，止渴坠痰。

牛黄味苦，大治风痰，定魄安魂，惊痫灵丹。

琥珀②味甘，安魂定魄，破瘀消癥，利水通涩。

血竭③味咸，跌仆损伤，恶毒疮痈，破血有谁。

石钟乳甘，气乃慓悍，益气固精，治目昏暗。

阳起石④甘，肾气乏绝，阴痿不起，其效甚捷。

桑椹子甘，解金石燥，清除热渴，染须发皓。

蒲公英⑤苦，溃坚消肿，结核能除，食毒堪用。

---

① 一名人言，一名信，所畏绿豆、冷水、米醋、姜肉，误中毒，服其中一味即解。
② 拾起草芥者佳。
③ 一名麒麟竭，敲断，有镜脸光者是。
④ 火煅，酒淬七次，再酒煮半日，研细。
⑤ 一名黄花地丁草。

石韦味苦，通利膀胱，遗尿或淋，发背疮疡。
萹蓄味苦，疥瘙疽痔，小儿蛔虫，女人阴蚀。
鸡内金寒，溺遗精泄，禁痢漏崩，更除烦热。
鲤鱼味甘，消水肿满，下气安胎，其功不缓。
芡实①味甘，能益精气，腰膝酸疼，皆主湿痹。
石莲子苦，疗噤口痢，白浊遗精，清心良剂。
藕味甘寒，解酒清热，消烦逐瘀，止吐衄血。
龙眼味甘，归脾益智，健忘怔忡，聪明广记。
莲须味甘，益肾乌须，涩精固髓，悦颜补虚。
石榴皮酸，能禁精漏，止痢涩肠，染须尤妙。
陈仓谷米②，调和脾胃，解渴除烦，能止泻痢。
莱菔子③辛，喘咳下气，倒壁冲墙，胀满消去。
砂糖味甘，润肺利中，多食损齿，湿热生虫。
饴糖味甘，和脾润肺，止咳消痰，中满休食。
麻油性冷，善解诸毒，百病能治，功难悉述。

---

① 一名鸡头，去壳取仁。
② 愈陈愈佳，黏米陈粟米功同。
③ 即萝卜子也。

白果①甘苦，喘嗽白浊，点茶压酒，不可多嚼。

胡桃肉甘，补肾黑发，多食生痰，动气之物。

梨②味甘酸，解酒除渴，止嗽消痰，善驱烦热。

榧实味甘，主疗五痔，蛊毒三虫，不可多食。

竹茹止呕，能除寒热，胃热咳哕，不寐安歇。

竹叶③味甘，退热安眠，化痰定喘，止渴消烦。

竹沥④味甘，阴虚痰火，汗热烦渴，效如开锁。

莱菔根⑤甘，下气消谷，痰癖咳嗽，兼解面毒。

灯草味甘，能利小便，癃闭成淋，湿肿为最。

艾叶⑥温平，温经散寒，漏血安胎，心痛即安。

绿豆气寒，能解百毒，止渴除烦，诸热可服。

川椒⑦辛热，祛邪逐寒，明目杀虫，温而不猛。

胡椒味辛，心腹冷痛，下气温中，跌仆堪用。

---

① 一名银杏。
② 勿多食，令人寒中作泻，产妇金疮属血虚，切忌。
③ 味淡者佳。
④ 截尺余，直劈数片，两砖架起，火烘，两头流沥，每沥一盏，姜汁二匙。
⑤ 俗云萝卜。
⑥ 宜陈久者佳，揉烂醋浸炒之。
⑦ 去目微炒。

石蜜甘平，入药炼熟，益气补中，润燥解毒。

马齿苋寒，青盲白翳，利便杀虫，癥痫咸治。

葱白①辛温，发表出汗，伤寒头痛，肿痛皆散。

胡荽味辛，上止头痛，内消谷食，痘疹发生。

韭味辛温，祛除胃寒，汁清血瘀，子医梦泄。

大蒜辛温，化肉消谷，解毒散痈，多用伤目。

食盐味咸，能吐中痰，心腹卒痛，过多损颜。

茶茗性苦，热渴能济，上清头目，下消食气。

酒②通血脉，消愁遣兴，少饮壮神，过多损命。

醋③消肿毒，积瘕可去，产后金疮，血晕皆治。

淡豆豉④寒，能除懊憹，伤寒头痛，兼理瘴气。

莲子⑤味甘，健脾理胃，止泻涩精，清心养气。

大枣味甘，调和百药，益气养脾，中满休嚼。

生姜⑥性温，通畅神明，痰嗽呕吐，开胃极灵。

---

① 忌与蜜同食。

② 用无灰酒，凡煎药入酒，药热方入。

③ 一名苦酒，用味酸者。

④ 用江西淡豉黑豆造者。

⑤ 食不去心，恐成卒暴霍乱。

⑥ 去皮即热，留皮即冷。

桑叶性寒，善散风热，明目清肝，又兼凉血。
浮萍辛寒，发汗利尿，透疹散邪，退肿有效。
柽柳甘咸，透疹解毒，熏洗最宜，亦可内服。
胆矾酸寒，涌吐风痰，癫痫喉痹，烂眼牙疳。
番泻叶寒，食积可攻，肿胀皆逐，便秘能通。
寒水石咸，能清大热，兼利小便，又能凉血。
芦根甘寒，清热生津，烦渴呕吐，肺痈尿频。
银柴胡寒，虚热能清，又兼凉血，善治骨蒸。
丝瓜络甘，通络行经，解毒凉血，疮肿可平。
秦皮苦寒，明目涩肠，清火燥湿，热痢功良。
紫花地丁，性寒解毒，痈肿疔疮，外敷内服。
败酱微寒，善治肠痈，解毒行瘀，止痛排脓。
红藤苦平，消肿解毒，肠痈乳痈，疗效迅速。
鸦胆子苦，治痢杀虫，疟疾能止，赘疣有功。
白鲜皮寒，疥癣疮毒，痹痛发黄，湿热可逐。
土茯苓平，梅毒宜服，既能利湿，又可解毒。
马勃味辛，散热清金，咽痛咳嗽，吐衄失音。
橄榄甘平，清肺生津，解河豚毒，治咽喉痛。

蕺菜微寒，肺痈宜服，熏洗痔疮，消肿解毒。

板蓝根寒，清热解毒，凉血利咽，大头瘟毒。

西瓜甘寒，解渴利尿，天生白虎，清暑最好。

荷叶苦平，暑热能除，升清治泻，止血散瘀。

豆卷甘平，内清湿热，外解表邪，湿热最宜。

佩兰辛平，芳香辟秽，祛暑和中，化湿开胃。

冬瓜子寒，利湿清热，排脓消肿，化痰亦良。

海金沙寒，淋病宜用，湿热可除，又善止痛。

金钱草咸，利尿软坚，通淋消肿，结石可痊。

赤小豆平，活血排脓，又能利水，退肿有功。

泽漆微寒，逐水捷效，退肿祛痰，兼治瘰疬。

葫芦甘平，通利小便，兼治心烦，退肿最善。

半边莲辛，能解蛇毒，痰喘能平，腹水可逐。

海风藤辛，痹证宜用，除湿祛风，通络止痛。

络石微寒，经络能通，祛风止痛，凉血消痈。

桑枝苦平，通络祛风，痹痛拘挛，脚气有功。

千年健温，除湿祛风，强筋健骨，痹痛能攻。

松节苦温，燥湿祛风，筋骨酸痛，用之有功。

伸筋草温，祛风止痛，通络舒筋，痹痛宜用。
虎骨味辛，健骨强筋，散风止痛，镇惊安神。
乌梢蛇平，无毒性善，功同白花，作用较缓。
夜交藤平，失眠宜用，皮肤痒疮，肢体酸痛。
玳瑁甘寒，平肝镇心，神昏痉厥，热毒能清。
石决明咸，眩晕目昏，惊风抽搐，劳热骨蒸。
香橼性温，理气疏肝，化痰止呕，胀痛皆安。
佛手性温，理气宽胸，疏肝解郁，胀痛宜用。
薤白苦温，辛滑通阳，下气散结，胸痹宜尝。
荔枝核温，理气散寒，疝瘕腹痛，服之俱安。
柿蒂苦涩，呃逆能医，柿霜甘凉，燥咳可治。
刀豆甘温，味甘补中，气温暖肾，止呃有功。
九香虫温，胃寒宜用，助阳温中，理气止痛。
玫瑰花温，疏肝解郁，理气调中，行瘀活血。
紫石英温，镇心养肝，惊悸怔忡，子宫虚寒。
仙鹤草涩，收敛补虚，出血可止，劳伤能愈。
三七性温，止血行瘀，消肿定痛，内服外敷。
百草霜温，止血功良，化积止泻，外用疗疮。

降香性温，止血行瘀，辟恶降气，胀痛皆除。
川芎辛温，活血通经，除寒行气，散风止痛。
月季花温，调经宜服，瘰疬可治，又消肿毒。
刘寄奴苦，温通行瘀，消胀定痛，止血外敷。
自然铜辛，接骨续筋，既散瘀血，又善止痛。
皂角刺温，消肿排脓，疮癣瘙痒，乳汁不通。
虻虫微寒，逐瘀散结，癥瘕蓄血，药性猛烈。
䗪虫咸寒，行瘀通经，破癥消瘕，接骨续筋。
党参甘平，补中益气，止渴生津，邪实者忌。
太子参凉，补而能清，益气养胃，又可生津。
鸡血藤温，血虚宜用，月经不调，麻木酸痛。
冬虫夏草，味甘性温，虚劳咳血，阳痿遗精。
锁阳甘温，壮阳补精，润燥通便，强骨养筋。
葫芦巴温，逐冷壮阳，寒疝腹痛，脚气宜尝。
杜仲甘温，腰痛脚弱，阳痿尿频，安胎良药。
沙苑子温，补肾固精，养肝明目，并治尿频。
玉竹微寒，养阴生津，燥热咳嗽，烦渴皆平。
鸡子黄甘，善补阴虚，除烦止呕，疗疮熬涂。

谷芽甘平，养胃健脾，饮食停滞，并治不饥。
白前微温，降气下痰，咳嗽喘满，服之皆安。
胖大海淡，清热开肺，咳嗽咽疼，音哑便秘。
海浮石咸，清肺软坚，痰热喘咳，瘰疬能痊。
昆布咸寒，软坚清热，瘿瘤癥瘕，瘰疬痰核。
海蛤壳咸，软坚散结，清肺化痰，利尿止血。
海蜇味咸，化痰散结，痰热咳嗽，并消瘰疬。
荸荠微寒，痰热宜服，止渴生津，滑肠明目。
禹余粮平，止泻止血，固涩下焦，泻痢最宜。
小麦甘凉，除烦养心，浮麦止汗，兼治骨蒸。
贯众微寒，解毒清热，止血杀虫，预防瘟疫。
南瓜子温，杀虫无毒，血吸绦蛔，大剂吞服。
铅丹微寒，解毒生肌，疮疡溃烂，外敷颇宜。
樟脑辛热，开窍杀虫，理气辟浊，除痒止疼。
炉甘石平，去翳明目，生肌敛疮，燥湿解毒。
大风子热，善治麻风，疥疮梅毒，燥湿杀虫。
孩儿茶凉，收湿清热，生肌敛疮，定痛止血。
木槿皮凉，疥癣能愈，杀虫止痒，浸汁外涂。

蚤休微寒，清热解毒，痈疽蛇伤，惊痫发搐。
番木鳖寒，消肿通络，喉痹痈疡，瘫痪麻木。
药四百余，精制不同，生熟新久，炮煅炙烘。
汤丸膏散，各起痿癃，合宜而用，乃是良工。
云林歌括，可以训蒙，略陈梗概，以候明公。
理加斫削，济世无穷。

第63课 赤石脂、青黛、阿胶、白矾

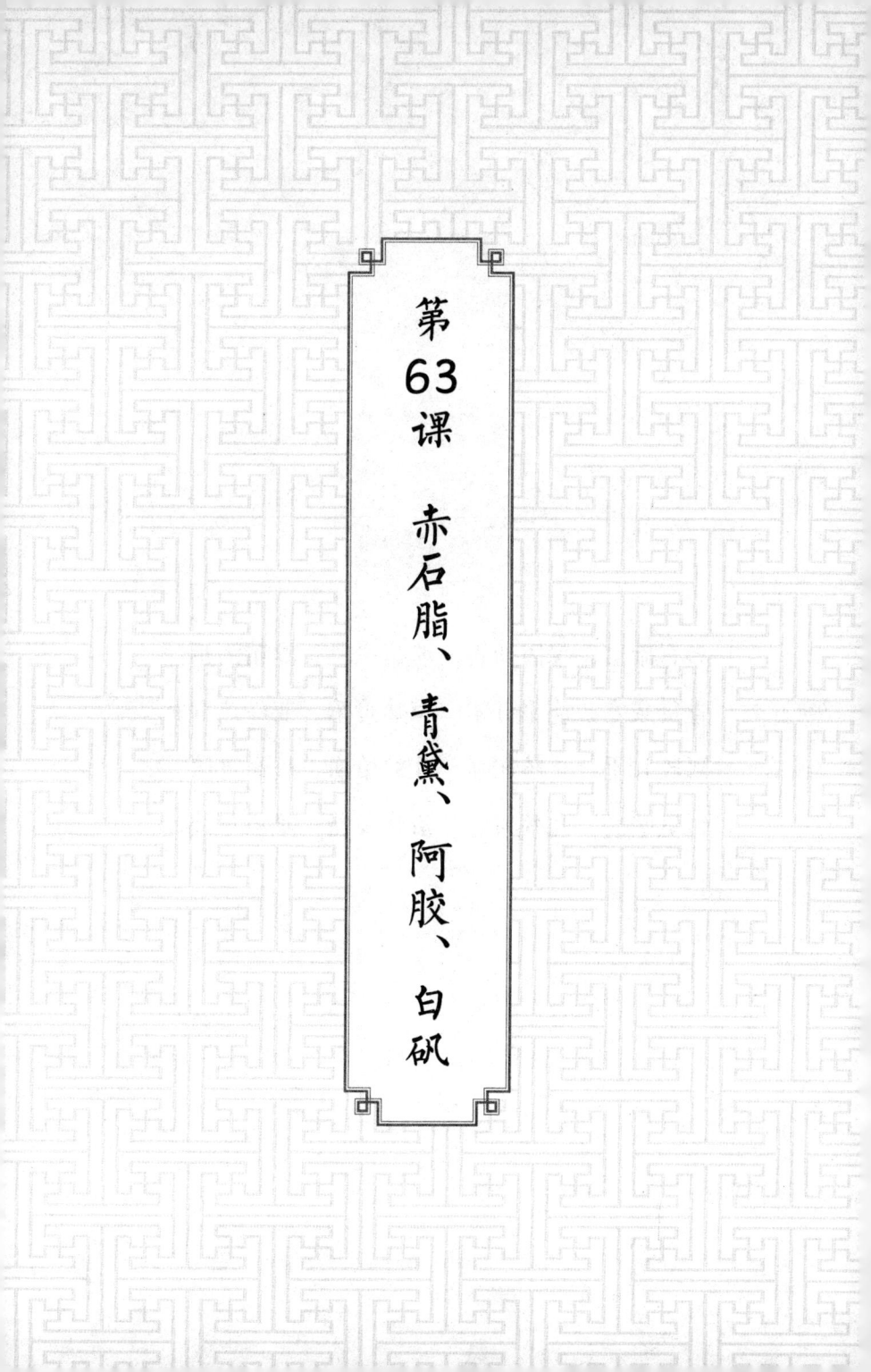

赤石脂温，保固肠胃，溃疡生肌，涩精泻痢。
青黛咸寒，能平肝木，惊痫疳痢，兼除热毒。
阿胶甘平，止咳脓血，吐衄胎崩，虚羸可啜。
白矾味酸，化痰解毒，治症多能，难以尽述。

1月6日
雨
刘屋桥

准备好了没有?好,今天看看是《药性歌括四百味》的哪四味?

昨天我们谈到使君子,使君子炒过后研粉空腹服用,就可以直接用来驱赶肚子里的虫。

你们猜猜我这几天骑车为什么要戴帽子呢?因为太多人认识了。我记得中里先生曾经讲过他在北京喜欢沿着墙壁走路,为什么呢?

因为有太多人要打招呼了,一路招呼都打不过来,比打电话还多。

昨天夜晚我路过烧烤店,有人把车子停在店门前,我刚要从车旁边拐过去,车主人见到我就说:"大医生进来,我请你吃啊。"

我说:"我吃很多耶。"然后我就走了。夜晚都有人看到你,这说明你已经被很多人熟知啦。人一心发展自己的才学,不怕没人不知道,满腹才华,不怕好运不来。

我推着车子上去,有好几个阿姨都说,赶紧换辆小轿车吧,怎么还推自行车,人家摩托都觉得落后了,我还骑自行车。

我认为,开什么车不重要,重要的是幸不幸福开不开心,开心比开车更重要。

人活着不就为了幸福、开心吗?人可以追求成功,也可以追求幸福,但成功不一定幸福,幸福一定是成功的。

川仔曾问道:"哎呀,我们这边怎么什么都没有?"简陋好像是一件很不光彩的事情。在他看来,我们应该有很多东西的。

我就跟他说:"人是要活得很光彩,但终究要活得很明白。"

就算你活得很光彩,那只是一个阶段而已,比如你的那些书籍一出来就够光彩了,但你不能从此止步不前,所以人关键还是要活得明白呀。

饮食有节，起居有常，不忘作劳。一曰慈二曰俭，三曰不敢为天下先。这都是活明白的人。

我就想到自行车有自行车的快乐，坐宝马有坐宝马的苦恼。因此，我宁骑开心单车，不坐皱眉宝马。

赤石脂温。赤石脂药性是温的。温暖的药，能保护肠胃。患者肠胃不好拉肚子，甚至便血（大便带血），赤石脂都可以治疗。

保固肠胃。虚寒腹冷，长期拉肚子，便血的患者，治疗时可用赤石脂、干姜、粳米，也可以把粳米换山药。

赤石脂可以涩肠止泻，保护肠胃；干姜能温中止泻；粳米能补中益气，健脾和胃。三味药共同组成桃花汤。对于大便带血，虚寒久痢，久病多虚，这三味药一用就见效。

溃疡生肌。你们知道吗？胃溃疡、口腔溃疡，局部疮痈溃烂，痈疽疮疡，都是心脏功能受到损害。中医学认为，诸痛痒疮，皆属于心。

这时，我们把赤石脂打碎、打烂以后研成粉末，直接放在疮口上面外敷，赤色入心入血，一味赤石脂外敷就是"收疮散"，可以把溃烂的疮口收敛。

需要注意，疮疡若没溃烂的话，就要加一些破溃之药，而已经溃烂就可以用赤石脂收敛，起到生肌敛疮之效。

涩精泻痢。男子遗精、女子漏下常年不愈，可以用赤石脂散方治疗。

赤石脂散由赤石脂、乌贼骨、侧柏叶组成，专治妇人漏下多年不愈，起收敛作用。

如果碰到湿疹、湿疮流脓水这类久不收口的病证也可以用赤石脂散，不过要加一些象皮、血竭等药物。

我以前碰到一位驼背老阿叔，他逢年过节就去割草，一个不注意，把自己脚都当草了，割裂开来的伤口像嘴唇那么大。伤口感染后附近的肉就开始烂，打各种消炎针也还是不断地溃烂，烂到后面脚走不了了，甚至不能动了。

这时老阿叔找到一位江湖医生，医生对他说："我要配的这个药散需要一些贵重难得的药材，象皮、上等的血竭还有赤石脂。"

医生配成药散后，先帮他清洗疮口，再把赤石脂散敷上去包扎好，结果第三天疮口基本上就收口了，没事了。因为象皮也有生肌之功。

这个病案也提醒我，烂疮、烂口老是收不了口，治疗就要用象皮、血竭、赤石脂。

这位老人现在还可以天天劈柴。我常跟你们讲，天底下第一疗伤药，你们随时都要带在身边，那就是小心。

小心是天底下第一疗伤药。

好，接着看。我们经常碰到慢性咽炎的老师，他们讲课讲两三节就不行了。奇怪的是，我讲两三天都没事。

我觉得方法用对了，就能像婴儿那样，即使整天啼哭，声音还很亮，不嘶哑。《黄帝内经》上古天真论讲，上古的人就如同婴儿时期，遵循自然，天真无邪。

老师讲专气致柔，能呼婴儿呼。你的气很调和柔顺，就能像一个孩子那样天真纯净，说唱一整天，喉咙不但不沙哑，反而更嘹亮。

讲课有劳损式的讲法，还有补益式的讲法。有些人讲课越讲越洪亮，越讲越有境界；有些人越讲越累，变成劳损。

补益式的讲法就是心无杂念，一心把课讲好，像婴儿那样纯真无邪；不要纠结太多的是非、善恶、对错。心中只有爱与慈悲，你越讲越进入状态。

你们干活、读书或者写作不能进入状态，一定是私心杂念太多，纠结缠腹。

青黛咸寒。青黛味是咸的，咸能入血分，药性是寒凉的，寒凉能清热。

青黛，颜色是青的，以前讲青取之于蓝而青于蓝。最上乘的学生是什么学生？就是超越老师、超越师父的学生。

学生送什么礼物给师父，都不如把自己的境界不断拔高，这就是对师父更好的礼物。

能平肝木。青黛色青入肝。肝火旺的人气不顺畅，甚至有些人一生气就咳嗽，严重的还会咳嗽带血。

电视剧里常常能看到那些主角，一碰到悲伤的事情或者知道真相的时候就很愤怒或很悲伤，七情搅扰，就拼命咳嗽，甚至咳吐出一口血来。

这叫肝火犯胃，那怎么办呢？

由青黛、海蛤组成的"黛蛤散"就专治木火刑金，胁肋痛咳嗽，痰中带血。

惊痫疳痢。受惊以后出现癫痫，小儿疳积，痢疾，都可以用青黛治疗。

热盛动风导致的痫者抽风也可以用青黛、甘草、滑石之类的，能够利六腑之热，平肝目之动。

兼除热毒。青黛消热斑的效果非常好。发热以后皮肤底下出现瘀血斑，用青黛、赤芍、丹皮、紫草治疗。这四味药被称为"凉血四药"。

肝炎肝热都可以用凉血四药降肝火，这四药尤其对转氨酶偏高的患者有效。

我们那天不是接诊了一位转氨酶偏高的患者吗？他吃了一次药后，转氨酶就降下来，肝热也下去了。所以用四逆散加凉血四药可以降转氨酶。

青黛兼除热毒，还可以治皮肤溃烂、丹毒、

口疮、蛇虫咬伤。

青黛、冰片一起研成粉，若是专治急喉风，将药粉吹入咽喉，就是简化的"喉风散"；若是牙龈肿痛、口腔溃疡，哪里痛喷哪里，两味药就是"疮疡散"；若是中耳炎、耳朵流黄脓水，还可以再配点黄柏研成粉末，一喷进去就能见效，非常好用。

有些人眼睛也会烂疮，很痛苦，黄连、青黛打成粉以后调冰片，黄连清心火，青黛清肝火，同用来达到治疗眼部疮疡的效果。

总而言之，青黛、黄柏、黄连、冰片四味药配在一起，作为外用的喷雾散（散剂），对于五官科的疮疡，是通治的。

药店里有售这类散剂，方便患者购买与使用。碰到常见的疮痈肿毒，用这类散剂外喷，就可以起到治标的作用。

有一例严重的牙龈肿痛的患者，用喉风散一喷就舒服了，但是药劲一旦过去又痛起来了，怎么办呢？

散剂外喷，再内服黄连解毒汤，即黄连、黄芩、黄柏、栀子的组方，或者直接买三黄片、黄连上清丸都好。

这些清热下火药一吃下去，患者通过排便会排出很多脏垢，牙龈痛肿就消了。上面外用是扬汤止沸，下面内服是釜底抽薪，标本兼治，上下同调。因此，碰到这些顽固的热毒，我都会标本兼治。

好，我们接着看。同样吃大量营养的东西，有人体力很好，有人体力很差，体力差的人营养到哪去了呢？

我告诉你们，营养到脾气那里去了。我们需要的是旺盛的精力，而不是火爆的脾气。

读书人吃清斋淡饭好，清斋淡饭使其心性调柔，这样营养就容易补到心上去。

如果人心性暴躁，说什么都听不进去，肝火一攻上来只能向外面冒火，像火花一样，再好的东西也塞不进去。

今天要讲阿胶这味药，有些患者说一吃阿胶就上火、牙痛、口干。为什么呢？

因为他本身就有火，吃补药没有补到精力去，而是补到脾气去了。

一般对好着急、燥热、熬夜、焦虑的人，不要轻易用阿胶，真的要用，就加一些黄连进去，这样药就能补进去。

有位患者吃完阿胶以后满嘴都烂口疮，赶紧停用，不敢吃了。我们叫他服用黄连上清丸，他吃一次疮痛就见好了。

我对患者说："不是药不好，药很好。你给车加油没错，但不要把油加到火烟筒上去。给车加油，不是给炸药点火，那是不一样的。"

你把油放在油箱里，就是燃油；你把油放在火苗下，就会变成炸药。

同样，一个好的东西，你补到肾里去，可能就是灯油，烧得很久，能造血；补到肝里，可能就成为脾气这个炸药的导火线了，身体就冒火了，脾气也大，疮口也多。

因此，古人用阿胶的时候，适当加一些纳气入肾的药物，如常用一些牡蛎之类潜降的药物下去。

阿胶甘平，止咳脓血。阿胶可以止咳嗽，干燥咳、血虚咳、阴虚燥咳，都可以选用。

以前有一方子"补肺阿胶汤"，专治干咳带血的肺部疾病。方中阿胶在肺结核之类后期体虚的时候非常管用。秋天天气干燥、热燥的时候，咽喉或肺部容易干燥起火，可以用此方清燥润肺汤，即用麦冬配阿胶，可以润燥止咳。

吐衄胎崩。咳吐出血，流鼻血，崩漏胎元有损，可以用阿胶治疗。

"胶艾汤"，由阿胶、艾叶、四物汤及甘草汤组合在一起，可以让子宫虚冷漏下不止等出血症，像用了封口胶一样很快就止住。

虚羸可啜。一个人体虚又很弱的时候，可以服用阿胶补益。

一般用阿胶的时候要加黄芪，党参之品，为什么呢？气非血不旺，血非气不升。阿胶补血，需要一些气去鼓动、升发。

阳升阴长，黄芪、党参与丹参、当归或者阿胶、白芍相配，补气生血也。

老年人身体羸弱，走路都颤颤摇摇，没有力气，可用阿胶加一些黄芪、丹参补中益气。

好！接着看。一个地方会交通混乱不是车多，而是交警缺岗。如果交警指挥得当，高速公路上再多车，只要有规矩，左来右去，井然有序，道路就很顺畅。

交警就是交通的明灯，可以指挥车辆在道路上按照秩序跟轨迹来走。好的心态就是我们身体的照明灯。如果一个人惊慌失神了，他的恶病会接连不断。

《小儿语》开篇就强调"一切言动，都要安详。十差九错，只为慌张"。这就是治百病的歌诀，养生的大招。如同打游戏的时候大招一出来，敌人或对手就被击倒了，养生大招一出，病痛就像老鼠见猫一样躲开了。

人要是能够把自己的心神安定下来，那病痛就会减轻。我发现很多癌症、恶病患者，家庭关系一旦破裂，斗争吵闹，那恶病就会病情加剧，发作连连；一旦家庭平和了，大家喜乐，病就安好。

白矾味酸。白矾又是枯矾，药味酸。

化痰解毒。白矾可以化掉痰浊，治疗癫痫，解除身体的毒素。

"白金丸"即用白矾和郁金两味药，治疗痰迷心窍，精神错乱的。

我们经常会碰到80岁左右的痴呆老人，他们犯病时出现忘词、忘事，走出去都不知道回来或不认识回家的路。他们大脑被痰浊壅堵，可以用白矾、郁金、石菖蒲治疗，三味药共奏化痰解毒之功。

治症多能，难以尽述。白矾治疗的病证非常多，难以一一口述出来。

我们来看，白矾内服就可以治疗痰多引起的癫痫、黄疸，外用可以治疗湿疹、疮疡及其他皮肤病，效果都非常好。如湿疮疥癣或带状疱疹疼痛，用白矾、硫黄、冰片研磨成粉，敷在皮肤上，疼痛就会减轻。

拱成老先生在揭阳那边，就用白矾配合黄柏之品，治疗多例带状疱疹患者。揭阳市近海，当地人吃的海鲜多，身体肝胆湿热、湿毒，容易停积，带状疱疹疾病较常见。

五经富山清水秀，带状疱疹就比较少了。所以人居住还是要找山清水秀的地方。

如果耳内流脓水或者口疮，可用白矾配伍前面讲的青黛、冰片、黄柏、黄连一起打成粉末，涂在患处，病痛就会减轻。

白矾跟雄黄同用可以治疗疮痈肿毒。白矾还可以收敛止血，严重的痢疾、久泻，都可以考虑用。

白矾与苦参、黄柏、地肤子配合在一起用作外洗，可以治疗阴道方面的瘙痒、湿疹、湿毒，以及阴囊潮湿。

阴囊潮湿，还可以用马勃粉、白矾配在一起外敷，效果特别好。但是究其根源，阴囊潮湿的患者多饮食不节，长期坐着不动，所以要治愈还要多方面改善。

好！今天就到这里，更多精彩在明天。

第64课 五倍子、玄明粉、通草、枸杞

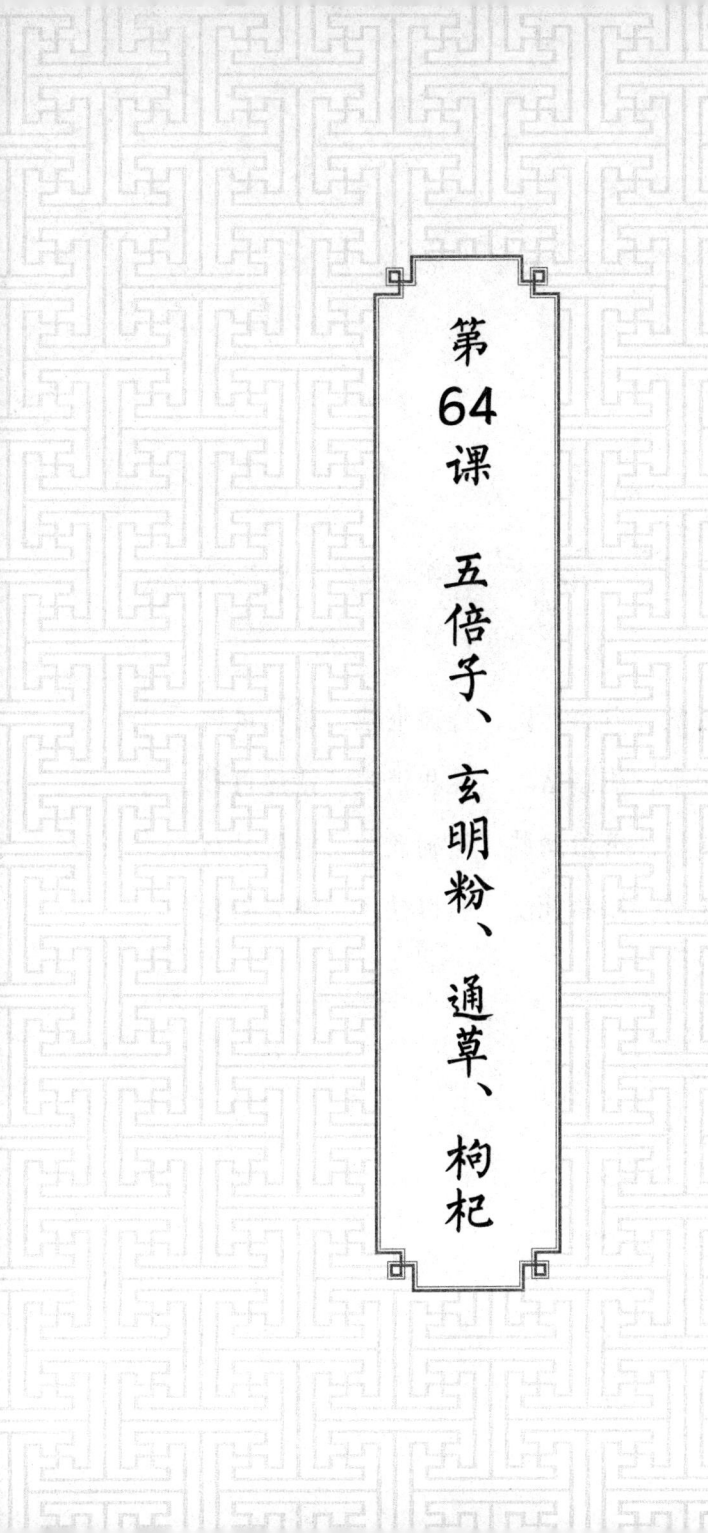

五倍苦酸，疗齿疳䘌，痔痈疮脓，兼除风热。
玄明粉辛，能蠲宿垢，化积消痰，诸热可疗。
通草味甘，善治膀胱，消痈散肿，能医乳房。
枸杞甘平，添精补髓，明目祛风，阴兴阳起。

1月7日

大雨

刘屋桥

好！今天看看是《药性歌括四百味》的哪四味？

你们看，即使下大雨也有很多路程远的患者赶过来求诊，这是我们帮患者调养身体建立起来的民心、口碑。

民心比名气更重要！现在好多人拼命想追求名气却追不到，其实只要得民心、得民气，自然而然就会小有名气。像我们到各个村巡回义诊，每到一个地方，都能感受到大家的热情欢迎，我们写的每一部作品大家都爱看，都买账。

我认为人生在世要想有作为，不要急着图多少名利，而是要先去得民心。古人讲，得民心者得天下！

任何艺术都是一样，必须要真正能打动民心。成功并不是你拥有多少名利，而是你感动多少人，包括你自己。

好，今天讲五倍子。

五倍苦酸。五倍子性味是酸苦的。酸苦药的特点是善于收敛。

对于口疮溃烂，用五倍子煮水拿来漱口，那些疮口就会收敛。漱口散里的药物都可以用来做成漱口水。

五倍子还有一个功效就是可以敛汗，如中老年妇人、孩子容易出虚汗，不仅跑跑跳跳时汗出很厉害，吃饭、睡觉的时候也汗出很厉害。我们用五倍子打成粉跟醋一起调和，用蛋黄大小的量敷在肚脐上，患者第二天汗就少了，三四天后，虚汗就敛住了。

五倍子散跟醋调和治疗多汗症效果好，但为什么要敷在肚脐？肚脐是吞吐元气的地方，脐下肚腹以前叫丹田，敷在此处，收敛效果最佳。

疗齿疳䘌。牙齿有痛疮、腐烂，甚至发痒，

好像有虫在钻一样。你看"蠹"字，上面是隐匿的匿，下面是两个虫字，意思就是虫藏起来。

我们以前把这叫作虫牙病。如果小孩子有虫牙，用五倍子可以治。

痔痛疮脓。痔疮跟痈肿，还有口疮跟流脓，都会用到五倍子。

我用五倍子治愈了一例肛瘘很严重的患者。将五倍子炒过后打成粉，炼制成五倍子丸，专门治疗泻痢不止。

我们昨天提到疮肿痔疮患者那么多的原因，其实就是当代人嗜食肥甘厚腻而且久坐不动。

因此，我们要懂得做减法，一边减少肥甘厚腻的食用，一边勤于运动，那样疮毒痈肿就会减少。

兼除风热。五倍子还可以除去体内的一些风热，因其酸性收敛。

五倍子能够敛肺气止咳嗽。患者咳嗽很久，觉得咳嗽一声都无力，服用五倍子、五味子就收敛肺气，再咳就有力了，就像我们出拳出到尽头没有力了，收回来再打就有力了。

五倍子、五味子能收敛纳气，可以使肾肺的纳气功能增强。

五倍子除了可以敛肺气，还敛人体的尿液，能够缩尿。对于尿频，用五倍子可以固精缩尿。

乌药、益智仁、山药再加五倍子合用，治疗老年人尿淋不断效果迅速。

我以前治疗一位老阿婆，她曾经连续尿床一个月，家里人怨气很大，一直抱怨，后来家人晚上不怎么给阿婆水喝，阿婆还是尿床。

我就给阿婆出了一招，让她服用乌药、益智仁、山药、金樱子、芡实、牛大力、五倍子等，我这是把最上乘的治疗遗尿、固精缩尿的十多味药组合在一起让她使用。

阿婆服药后三个多月内，只尿床过一次，而且那一次还是她醒来以后，来不及下床。五倍子是固精缩尿的好药。

如果妇人崩漏、带下偏多，五倍子配伍白及可以收敛。

五倍子对于皮肤恶疮的治疗效果也很好，要

么研粉外敷，要么煎汤外洗，都可以让皮肤变得光洁。

五倍子跟枯矾同用，就是皮肤湿疹瘙痒的要药。

好！我们接着再来看。上次兴哥胃痛，问有没有更好的胃药？他说他家里香港的蚝壳胃散以及各类镇痛药都有。

我说："这些胃药已经很厉害了。"

他又问："那为什么这些胃药治不了我的胃病？"

我说："一个红白喜事，你就吃撑了，少吃能养胃，多吃胃受罪。"治胃要治嘴，贪嘴就没好胃，你很贪吃的时候，胃根本不可能很好的。

好！接着看玄明粉，它就是芒硝风化制成的粉末。

玄明粉辛，能蠲宿垢。蠲是去除的意思，蠲宿垢就是除掉肠道里停留的宿便。

张锡纯治一位狂躁的妇人，妇人一发狂，家里人都拉不住她，给她灌入汤药，一入口就吐掉，根本没办法。

我觉得医生也是智慧跟道德的化身，你要想救人，就要有智慧、要有方法。现在很多人想帮人，但没有方法，这叫有德无慧。慧光不够。

张锡纯就想，既然药一灌入，患者就吐掉，那就换个法子，于是想到患者一整天肯定要喝水吃饭的。所以他以芒硝充当盐混在饭菜里、水里，妇人肚子饿了，也就把加了药物的饭吃了。

妇人吃了两三天以后，因为芒硝能蠲宿垢，大便增多。停留在身体里的宿积排泄后，妇人一下子神清气爽，前后服药不到十天，狂躁症就好了。后来为了巩固疗效，妇人又服了月余，从此再也不发狂了。

有的妇人出现这种发狂跟她月经当来不来也有关。患者肝火上逆，恶血攻上大脑，神智就失常不受控制。

这时用芒硝入血分，把肠道、子宫里的恶血往下败，就能达到清腑的作用。

化积消痰。玄明粉可以化掉积块，消掉痰浊。

患者肚腹里有积滞，可以用大承气汤化积，

汤中就含有芒硝。我们常会口舌生疮，咽喉肿痛，眼睛红赤胀痛，很难受。这时，若是拼命清火效果也不好，就要考虑通大便的方法。大便通了，火就下去了。

这好像家里烧水一样，上面水烧开沸腾，你不断舀水水还是不会停止沸腾，但把下面的柴火全部撤掉，水温就立马下来了。

芒硝（玄明粉）能够治疗疮痈肿毒，热痛。

诸热可疗。玄明粉治疗这些热证的方式就是赤热下行，像玩积木一样，动摇了底部，上面的积木就掉下来了。

咽喉肿痛、口舌生疮，患者用芒硝、冰片研成粉喷在患处，再内服一点下去，消炎降火，患处就会减轻疼痛，加速愈合。

玄明粉吃到肚子里能通便泻热，这又叫阳随阴降。大便即为阴成形之物，大便一排掉，上面的阳火"唰"就下来了。

痔疮肿痛得厉害，可以直接用芒硝煎汤外洗；局部的肠痈肿毒，将芒硝直接化成水外敷，可以去除热疮；乳痈初起肿痛很厉害，用纱布包玄明粉直接外敷，效果也很厉害。

芒硝还常做成眼药水，眼红赤痛再严重，眼药水滴下去也会变得清澈。芒硝这味药是非常厉害的。

好！接着来看。其实我们每天都在讲人是怎么锻炼，要有什么修养。修什么？养什么？修气修行，修的不过就是淡定。

如果你修来修去，还是慌慌张张，就白修了。那养什么？养身养心，养的不过是精神。

淡定是真修，又是精神的大涵养。如果精神不好，你做什么事情都不够好。

我那天讲过了，人品决定你的作品，精神决定你的未来。比如上课，讲课讲的是人品，听课听的是精神。我认为一个老师只要人品够纯粹，他的课会越讲越好，人品够好，别的也会越来越好，精神也会养得越饱满，未来也越发光。

人生像手电筒一样，充够电就有光亮，充不够就是暗的。

好！我们开始讲通草。

通草味甘。通草是甘淡之物，味道非常淡。

通草基本上闻不出有什么味道，像玉米须一样，煮出来的水也没啥味道。

善治膀胱。凡是淡味药，吃起来清清淡淡，服用时不要放其他调味品,吃下去就利尿了。通草、玉米须放在一起煮水喝,尿量会增多,有助于降压。

上次有位高血压患者（收缩压160mmHg）来找我，我说："你不要急着吃什么药片，回去搞些通草、薏苡仁跟玉米须煮水喝，不要放油，不要放盐，这样煮出来的药水利尿。"

淡味入腑通筋骨。患者说他的尿液之前是黄的，吃了这些利尿药后尿液变清，尿量比平常多一倍。

西医也通常通过利尿的方法把血压降下来。这就像我们拦河的堤坝，如果河水压力很大的时候下大雨，水库下游会立马放水，这样堤坝就不会决堤。

人血压很大的时候，要赶紧通大小便，大小便一通开来，压力就降下来。

消痈散肿。通草可以消散痈肿，特别是妇人乳痈（乳房的痈疮），乳汁不通。

通草、路路通、王不留行合用，乳汁通开来的时候，痈肿也随之消散开。通则不痛，痛乃不通也！

能医乳房。通草是产后乳汁不下的常用药。

妇人产后体虚，气血不足，乳汁又下不来，可用黄芪、当归、党参等药物补足气血，配伍通草、路路通疏通乳管，共奏通气下乳之效。

乳汁的形成与气血、脾胃等都有密切的联系。产后乳汁不通，不外乎就是通补。

如果患者比较肥壮饱满，让她直接用通草、王不留行、路路通煮水服下去，乳汁就能下；如果患者平时少气没力，通乳时就要加黄芪、当归、党参补足气血。

治病概括起来就是调、通、补。你们知道吗？通草、王不留行之类的药物，既能够通乳房，又有助于妇人丰胸，可以让胸大肌跟背阔肌变得丰满。这时还要加补阳明脾胃的黄芪、党参、白术之品健运脾胃，使人体的气血充盈。

因为胃肠为海，海满了，江河才会壮大。但是光吃不练可不行，这是修行第一病。所以妇人乳汁不通，还要加强锻炼。

你们知道揭阳市为什么叫榕城吗？榕树成林，又美丽又壮观。揭阳人喜欢榕树，揭阳是榕树之城。

有种说法素来流行，即屋前种榕，屋后种竹。门前、村寨前、祠堂周围都要种大榕树，榕树代表独木成林。竹代表什么？竹报平安。

我们揭阳人或潮汕人到外面打拼，就有榕树。独木成林的精神，就是敢拼敢闯。榕树生命力顽强，遮天蔽日繁殖迅速，而且不怕恶劣环境。这也是揭阳人的精神。

有天一位阿叔送给我一棵榕树，他说自己种十年左右了，树干还小小的，还没有锄头柄那么大。

我就很奇怪这棵榕树种十年还那么小的原因。后来发现是因为阿叔一直种在小盆里。

一个小水坑里怎么能养得起几十斤的大草鱼呢？几十斤大草鱼一定生活在大湖泊。同样的鱼种，放的环境不一样，成长的结果也完全不一样。

我觉得人才就要到天地中去成长，不要拘在小家里生活。人到天地中去成长，就像以前讲的鱼奔波始化龙。鱼想化龙就要从小河到大海、天地中去奔波。

枸杞甘平。枸杞子味甘性平，甘甜益力生肌肉。

我之前碰到一例顽固的干渴症患者，他每天早上一起来唇干舌燥，嘴里黏黏的，晚上喝很多水也是这样。为什么？

因为患者肾阳不足，喝的水蒸不到嘴巴上。

我说："简单。你晚上用一把枸杞子放到饭上面蒸熟了，吃饭的时候连同枸杞子一起吃。"

干硬的枸杞子，消化不好的人吃了不舒服，我们把它蒸熟了就能轻松消化。

我还教他第二招，早上一起来就搞点冬天的蜂蜜，搞一匙喝下去，连续喝三天。

患者服用后到现在一个多月了，再也没有口干渴。他说："医生，这是我觉得自己这辈子最快治好的病。哈哈！"

他心头的疑难病干渴症用这两味药就治好了，

十分高兴。

添精补髓。枸杞子可以填人体的精华,补骨髓。

老年人肾精、骨髓不足,会出现视物模糊不清,耳朵鸣响,记忆力减退。

龙山有一位70多岁的阿叔耳鸣、目盲一个多月了,自己以为是老了没办法了。

我说:"用药就可以小修小补。"车子小修小补,还耐骑的。呵呵,我叫阿叔服用杞菊地黄丸,阿叔吃完一瓶后,耳鸣居然没了,到现在几年了再也没有耳鸣过。

杞菊地黄丸就是添精补髓的,服用使人耳聪目明。人眼睛能够发光看得见东西,耳朵会伶俐听得到远方,都源于人的精髓充盈。

电筒没电源就射不远;人体的精华不够,眼睛就看不远。

我认为很多人目光短浅,究其根源就是精气神不足。精气神不足的人往往目光短浅、急功近利或消极怠慢。

人年老以后各方面功能都会下降,会视物昏

花，精气神不足，而枸杞子就能补人精气神。

明目祛风。枸杞子能让眼睛变得光明，可以祛除风邪。

有一个"劳伤丸"又叫"枸杞子丸"，将枸杞子、天冬、地黄做成丸药，可以治疗劳损，眼睛看不清，耳朵听不明，记忆力下降。

阴兴阳起。枸杞子能够滋阴又能壮阳，所以以前有一句话叫作"离家千里，不要吃枸杞"。为什么呢？枸杞子吃了会引起人体阳动阳燥。

但是不孕不育者，那枸杞子就恰是他的福音。不孕不育的男子精子要么数目不够，要么质量不高。枸杞子泡酒吃下去就可以壮阳、兴阳，提高抵抗力。

以前道家练功人就会服用枸杞，但要是拿捏不好火候，吃了反而会燥热，不利于身体。

以前有一句话叫"传功不传火，传药不传法"。传药不传量，就是因为量跟火候，得你自己去把握。

好，我们差不多了。今天就到这里，更多精彩在明天。

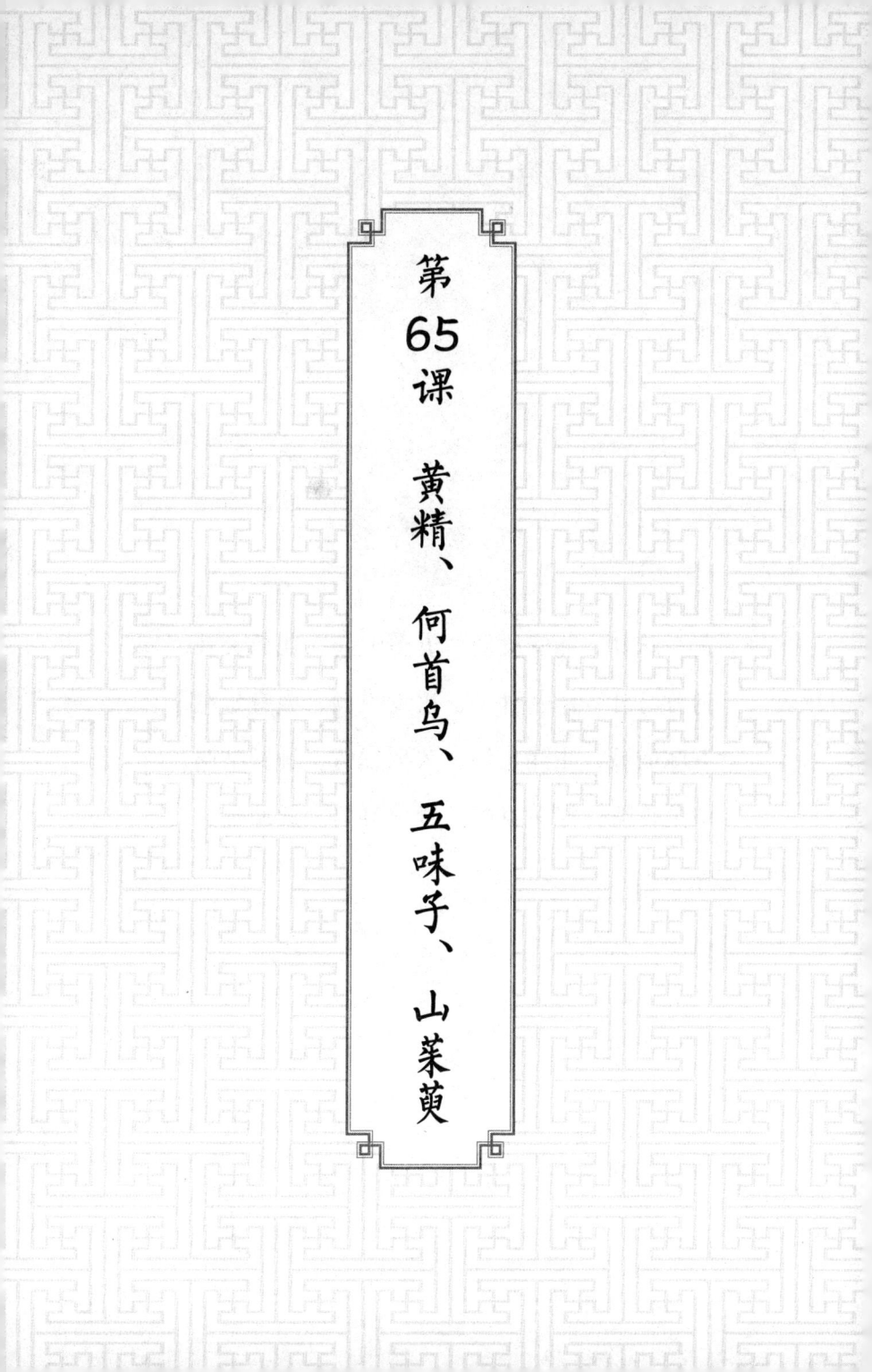

第65课 黄精、何首乌、五味子、山茱萸

黄精味甘，能安脏腑，五劳七伤，此药大补。
何首乌甘，添精种子，黑发悦颜，强身延纪。
五味酸温，生津止渴，久嗽虚劳，肺肾枯竭。
山茱性温，涩精益髓，肾虚耳鸣，腰膝痛止。

1月8日
小雨
刘屋桥

好！大家准备好了吗？今天看看《药性歌括四百味》中的哪四味？

有好几个老先生以及中医的高手都要过来我们这边，为什么呢？因为他们想要到这边来整理自己多年的临床经验。应当我们到老先生那里去整理，怎么好意思让中医高手过来找我们呢？

我们对于自己手中的笔要求很高，通过练百字文把笔练得很顺畅，又通过写中医普及文章把笔练得众人都很喜欢看。

以前是我们千方百计去叩别人的门，而现在是别人千方百计来叩我们的门。

今天还要讲讲家训。读经典则根底厚。就是说你读经典，根底就会很深厚。

能文章则见识广。你能够写文章，见识就会越来越广。

读史传则议论伟。你读这些人物传记，讲话议论各方面会比较伟阔。我经常跟你们讲，要多看人物传记，无论是古代的、现代的、当代的，还是国内的、国外的，而人物传记最有价值的，就是人的经历中蕴含的做人做事、为人处世的道理。

重德行则福泽长。重视个人的德行修养，那福报就像长江水那样，很绵长，很久远。

这四句家训天天践行到底，你只要认真了，之后恩师、挚友就会出现在你身边，一个一个过来。这是内求之法。

好，我们接下来看黄精。

黄精味甘。黄精是甘味药，甘甜益力生肌肉。

能安脏腑，五劳七伤。黄精最善治五劳七伤。有哪五劳呢？五脏六腑劳损，肝心脾肺肾劳损称作五劳。

刚才有位在工厂里头干活的大哥来诊，他连续熬夜以后，肝脏疲累没力，形成肝劳，可以用什么？

我们可以用制首乌、黄精、甘草之类的药物以救肝急、缓肝劳。

前几天有一位阿姨操心家里盖房子的事，搞得人睡不好觉，头发都白了，操心焦虑的心劳，用黄精、人参、五味子缓心急，安心神。

还有一位患者是做司机的，经常开车。开车时身体是平行的动，但五脏六腑缺乏运动。开车属于久坐类型的，久坐伤哪里？

久坐伤肉、伤脾，是脾劳（脾脏劳累），吃饭没有胃口，用黄精、白术、陈皮可以把脾劳给恢复过来。

还有老师们经常说话，一讲课就是大半天，像朱老师每次讲课后，回到家里就一句话一个字都不想说。这就是肺劳，肺部劳损是肺劳累过度，跟肺痨疾病不一样。

肺劳可以用黄芪补肺气，配合黄精、沙参之类的药物，可以把肺部养起来。

还有熬夜的人群。一位大哥熬夜以后一不小

心就闪着腰了,腰部疼痛,怎么办呢?

腰部闪挫可以用狗脊20~30克,配伍黄精、杜仲两味药拿来煮汤,还可以放一点点瘦肉,患者煮汤喝几次就好了。

他跟我说:"闪腰痛,痛了两三天都好不了,然后就用这个小方子喝三次就好了。"

这是五劳治法。那七伤呢?一是大饱伤脾,你吃太饱了,脾运化压力大,就伤了。

二是大怒气逆伤肝。

三是强力举重久坐湿地伤肾。我们有句话叫冬不坐石,夏不坐木。夏天的木潮湿别坐上去,冬天的石头寒冷,少坐上去,如果要坐,垫一张毛巾隔开来,就好一点。

四是行寒饮冷伤肺。现代人爱吹着空调又爱吃凉饮,注定咳嗽跟鼻炎很难好。

五是忧愁思虑伤心。每天患得患失,杞人忧天,人容易心脑血管供血不足。

六是风雨寒暑伤形。体虚劳弱出去淋雨,会伤害人的形体。

七是大恐惧不节伤志。有些孩子挺喜欢看恐怖片，看多以后容易伤肾精，没志向。

志是人体的精华，精神耐久之处，损了以后，志向立不起来，做事都是虎头蛇尾。

容易被吓的人，就是肾精不足。这是五劳七伤。

此药大补。从黄精的名字就能想到，黄是入脾胃，精是入肾的。因此，黄精是脾肾并补之药。

五劳七伤中的任何劳伤时间久了，到最后没有不损及脾肾的，疑难杂症到后期，你只要从脾肾下手，一般都不会错。

好。我们再接着来看。我觉得学医像爬山一样，不怕山路陡，路途远，就怕这个方向偏。

方向偏了，那付出多少努力都得不到理想之效。只要方向对了，爬山三十里都不远，方向不对，十里都很远。

什么方向呢？我们可以参考清朝康熙皇帝做学问的诀窍，有三条。

第一条就是讲论得之最速。

讲座跟议论方面的交流，你可以得过来的知

识是最快速。我们早上别的不管,第一件事情就是到湖心亭——我们的讲堂,先讲半小时课后再说。

一个人琢磨可能需要一整天才能获得的知识,半个小时的课堂就都得到了。

第二条是思虑得之最深。

我经常会给婉婷出考题,即讲几条道理,然后让她画出来。她有时会思虑大半天,但每一幅画展示出来都有两三千的点击率。

我想这就是思虑得之最深。深度思考就像打深井,深井出来的泉水会很清澈、清甜。

第三条,力行得之最实。力行,意思是任何事我们都要去实践。

不力行,但学文。长浮华,成何人。

但力行,不学文,任己见,昧理真。

你只看书,没有去实践过,你会变得越来越骄傲,觉得自己懂很多,但不一定都是对的。只是力行,不读书明理,也同样不可取。

所以,我们既要学文,还要力行,才能不乳夸,不任性,寻得真理。

弟子规你们都不熟，一考你们都不知道。所以我认为在力行和学文上，大家都还不够，骄傲的资本也没有，任性的资本也没有。哈哈哈！

好，我们继续讲药。

何首乌甘。何首乌是甘甜的。

添精种子。何首乌可以提高精子的数量跟质量。精子数量、质量不行的，不孕不育的患者可以用何首乌。

以前有一位老爷子年老体衰，膝下一直无儿无女，后来听人家说何首乌很好，然后上山去挖来蒸了吃，连续吃了几年以后，居然有孩子了。哈哈。

这就说明何首乌的添精种子之效是很厉害的。

黑发悦颜。何首乌可以让头发变黑，让容颜变得有光泽，能够笑得出来。

七宝美髯丹里何首乌、当归、补骨脂、枸杞子四味药补气血，牛膝、菟丝子补肝肾，茯苓利水渗湿。此方边补边泻，可见一派补药里必须要放茯苓。

你们以后开了补肾药或开了一大堆补肾药的时候，要放点茯苓、泽泻、陈皮、砂仁这类药物，既助补药消化，又帮利走湿气。

湿气不利走，精华就补不进去。上次有一个小伙子说："我吃七宝美髯丹，一吃就流精，肾气丸也一吃流精。为什么啊？"

我说："你身体那些体湿还没有完全利走，不用那么着急地去补。我给你开点五苓散之类的利水除湿的药方，水湿一利走，再吃补药就没事了。"

所以很多时候不是药不行，是吃的时候不对。

强身延纪。何首乌可以强壮我们的身体，延长我们的寿命。

在古代，一纪代表十二年，延纪就是说何首乌可以延年益寿。

我们治疗那些肝病感染，要在汤里加点何首乌，我发现何首乌枸杞子加进去，转氨酶就会降下来。养足肝阴肾阴后，火就不旺了。

今天早上有位肝炎的阿叔转氨酶偏高，我很有底气地对他说："只要你早睡，吃七剂药或十剂药,转氨酶就可以降下来。"

我们的处方中就有制首乌、枸杞子之类的补肝肾药物。

水亏则火旺。如果到处下雨,哪里会着火呢?身体也是,如果阴水足了,炎症就不会消不下去。

你们来我这里,包括川仔,之后还有很多人过来,有些人是来送烦恼的,有些是来送快乐的。但是不一定送烦恼就不好,送快乐就好。快乐或烦恼就像润滑油,有一点点就行了,太多了反而没用。

磨刀石磨刀,磨利了就行了,再磨,磨多了也没用。烦恼就如同磨刀,时间总会长一点,加润滑油时间很短。

大家不要去畏惧这些烦恼,经历烦恼,可以让你变得像刀一样锋利。每每你觉得很不耐烦的时候,就是处在了困境的转折点,过去了收获一定很大。

我对此深有体会,每每爬山锻炼,跑步或者挖地,我就会在自己觉得最难突破的时候再忍一忍，耐一耐，突破了极限就又上了一层。不突破，境界就不能提高。

同样是旋转，车轮跟陀螺有什么不同？

首先两者都会转，但陀螺打转是在原地打转，车轮则是不断向前。人也一样，有些人在不断地打转，他说："我天天在动，也做了很多事情，但是还没进步，还在原地。"他很努力，但是还在原地，为什么呢？

因为他没方向，就像陀螺一样，虽然忙碌却只是在一个地方打转。人的目光不放长远，所作所为都在贪嗔痴慢上。

好！我们看五味子。

五味子酸温。五味子酸酸的能够收敛。

五味子酸能收什么东西？第一，能收敛汗。夏天人毛孔张开，一动就大汗淋漓，出汗太过就用五味子、人参、麦冬三味药煮水喝，汗就收住了。

第二，可以涩精。男子遗精，肾虚用的"五子衍宗丸"，可以让肾封藏得更好。

第三，可以收敛止泻。"五更泄"，又叫"鸡鸣泄",患者在早晨天还没亮时醒来第一件事就是跑厕所,大便不成形。黎明前是一天中最寒凉的时候,"五更泄"患者通常是因为自身的阳气不足。这时就用"四神丸",方中有吴茱萸、补骨脂、肉豆蔻、五味子之品,专治脾肾两虚,五更泄泻。

酸能够收汗水、涩精、止泻。还有的患者流涎,可用五味子跟益智仁摄涎。如果气虚流鼻水,五味子加黄芪就可以收鼻水。

这是很灵活的,凡是津液清澈往外冒的,都可以用五味子。

生津止渴。患者口舌干渴,没有津液,喝水仍不解渴,就要用"玉液汤"。

玉液汤里有黄芪、五味子,治疗的其实就是我们常见的消渴症,这类患者咕咚咕咚喝了很多水,仍不解渴。

黄芪、五味子联用专治喝水不解渴。两味药大量煮水喝下去,生津止渴。黄芪能够补气,使津液上蒸到嘴巴,五味子让气收敛,就能保持长久的甘甜。

久嗽虚劳。咳嗽很久,身体又很劳累的患者,如是肺寒咳喘、痰多,就可用小青龙汤或者苓甘五味姜辛汤。

我碰到最顽固的咳嗽,患者一个晚上要咳醒二三十次,长时间好不了。

我问:"咳痰怎么样?"

患者答:"床底下放一个痰盂,痰都是清稀的,一口接一口。"

苓甘五味姜辛汤——干姜、细辛、五味子,再加六君子,患者三剂药吃下去,就安睡了,晚上一次咳嗽都没有了。

我想到:若要痰饮(寒痰)退,就用姜辛味。干姜、细辛、五味子就是专治久嗽虚劳的。

肺肾枯竭。肺肾都很虚弱,有一个很好的方子,五味子加六味地黄丸,你们知道那叫什么方?

都气丸。都气,就是能把气纳到丹田之下,都摄六根,有收涩下来的意思。古人也称"都"为集中之地,所以五味子加六味地黄丸,可以把气集中到丹田。

有些老人讲话气提不上来，像漏气一样；服用都气丸后气就会收到丹田。五味子不单是一味普通的中药，更是修炼者或想要延年益寿的患者都喜欢的补品。

五味子上能定心神，下可以滋肾阴。心肾不交的失眠，可以用天王补心丹；心阴不足，心又慌又跳的阴虚阳亢，也可以用五味子。

现代研究发现五味子有一个很好的效果，就是五味子炼蜜成丸，可以治疗肝炎。

酸主收，炎火碰到酸的东西，就会收住。

好，我们接着来看。你们听音乐，其中很多经典的名曲，因其很有节奏感，旋律优美，百听不厌。而小孩子乱敲乱打，你们会跟他讲赶紧停下来。或者有人刚开始练琴不成曲，大家听得毛骨悚然，待他练习很久，能弹出一首完整曲子的时候再听，就会听得流连忘返。

毛骨悚然跟流连忘返，中间只缺一个条件，那就是节奏感，也可称优美的旋律。

村子后面有一个小女孩，年头她就开始练钢

琴,刚开始一弹起来,我就说要找个地方来躲一躲。

现在她弹了一年左右,慢慢地,我觉得琴声可以催眠,听着很放松很舒坦。

音乐需要有节奏,人们的身体也喜欢规律的生活。规律可以出奇迹。

什么时候做早课,什么时候回去写作,什么时候到农田里劳作,有计划地做事情,就是我讲的规律。按规律做事,时间久了,就能获得意想不到的收获。

从年头到年尾,我们的义诊没有断过,甚至刮风下雨的天气,都有一两个人过来看病。

山茱性温,涩精益髓。山茱萸能让精华收涩,让骨髓变得坚固,有力量。

肾虚耳鸣。人老老在肾,树老老在根。

那些年老的人肾虚,耳朵嗡嗡响,用山茱萸、枸杞子、熟地黄来泡茶喝,喝几次耳朵嗡嗡响就会减轻。

腰膝痛止。山茱萸还可以治疗腰膝酸痛不止。老年人腰膝酸痛,多是因为肾精不够了。就像没有润滑油了,关节摩擦大,慢慢地腰膝就变得很差。

车子久了,要保养,要加润滑油,否则磨损大了,那些轴承、踏板之类的零件,很快就会坏掉。

人体膝盖怎么加油?山茱萸、白芍、制首乌、牛膝等就是补充膝盖油的。

那如何加腰油?腰为肾所主,肾主骨。山茱萸、杜仲、补骨脂等可以补肾,也可以补充腰油。

补骨脂即补骨的油脂,加上狗脊引药力到腰,就可以加腰油。

有个小伙子腰痛如折,好像折断一样,服用腰五药补骨脂、狗脊、杜仲、桑寄生、川续断治疗,他第二天就觉得好了,恢复了正常,这就是腰膝痛止。

酸补收敛的山茱萸在六味地黄丸里专补腰肾。它还可以配合补骨脂,增强肾主腰骨的能力。补骨脂配合骨碎补加到六味地黄丸,专治骨头痛。

人大汗淋漓,气都要脱开来了,四肢厥冷,这时要用山茱萸配人参、附子救逆固脱,即益气固脱法。

益气有人参、附子，固脱有山茱萸、五味子。

有时气补起来了还不够，还要固起来。气补起来靠人参、黄芪、附子，固起来则靠五味子、山茱萸，一补一固，汗就不脱了。

好！今天到这里，更多精彩在明天。

第66课 石斛、补骨脂、薯蓣、苁蓉

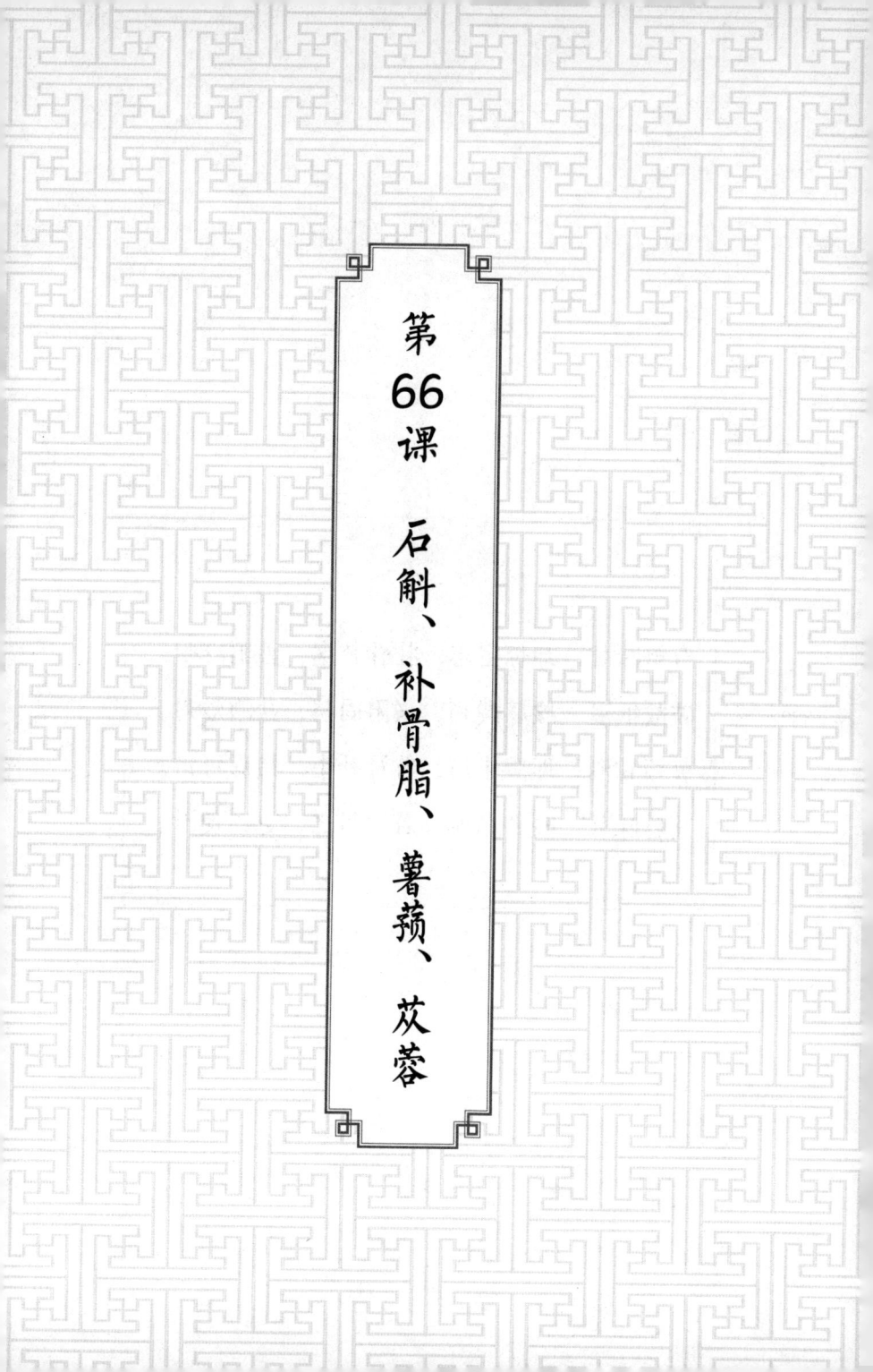

石斛味甘,却惊定志,壮骨补虚,善驱冷痹。
破故纸温,腰膝酸痛,兴阳固精,盐酒炒用。
薯蓣甘温,理脾止泻,益肾补中,诸虚可治。
苁蓉味甘,峻补精血,若骤用之,更动便滑。

1月9日
大雨
刘屋桥

好！今天看一看《药性歌括四百味》的哪四味？

我们看陀螺跟自行车的轮子，都很努力地旋转，但是陀螺再努力，都是在原地打转。而自行车的轮子每努力一步就会向前走一步，有些人努力了就能不断向前，有些人很努力还在原地。

就像我发现，同样是在学校读书，同是五年本科生出来的学医者，有些人还找我开药方，家里人和其他亲朋好友出问题了还得要送往医院，自己做不了主。

当时我就想，古人以前是三年学医道，皆可行道救人。

古人学三年就可以出来摇铃铛走街串巷，就

可以帮人解除疾苦，而我们学了五年啊。

如果不学以致用，所学就像陀螺在原地打转；若是学以致用，每学一点就像自行车的轮子向前进一点。

我们坐医坐了一年，准备转向"走医"。以前的医生，分两种。一种叫坐医。坐在大堂里给人看病的就叫坐医。如张仲景坐在大堂里头，门一打开来帮患者看病，剩下时间自己著书立说，哪都不去。

第二种是走医，增广见闻，也是学以致用。孙思邈拿着铃铛走街串市，体察民情，感受疾苦，感受各地的风俗民情，还有患者的家庭环境、心态。最后著《千金要方》。

走医跟坐医都是给人看病，目的都是学以致用。

我当时庆幸老师讲的一个方子，逍遥散。

我回家过寒暑假，周围朋友知道我学医就来问，问了就给他开药。别人说："你这么大胆，现在就敢给他开。"我说："我开的都是安全剂量，我怎么不敢大胆呢？"

我当时也治了不少顽固的案例，这就是早临床的好处。俗话说，熟读王叔和不如临证多。

王叔和脉经你读再多，比不上临证多对你进步大。

石斛味甘，石斛是甘甜的，药性带凉，能生津液。

药性甘甜是补益的，如果性甘温就养阳，性甘凉就养阴，像石斛、麦冬。人口干舌燥，很烦热，两小团石斛或者麦冬抓来泡水，一喝就解渴。

珍仔围村的割草阿姨口干舌燥，我说："三块钱就搞定了。你去买麦冬、石斛各一小把。今天泡了喝了，明天就不口干舌燥。"

患者将麦冬、石斛泡成水，喝了后到田里去干活回来说："这个水很奇怪，泡这个喝一壶顶喝其他水的三五壶。"其他水三五壶不解渴，这一壶就解渴。这叫甘凉养阴。

却惊定志。石斛可以除掉怯懦、惊讶，可以安神定态。

患者发热尤其是孩子发热以后，后期会出现

一个现象，热像炉烟虽熄灰中有火一样。阴液已经伤了，这时患者口干心烦、燥热不安，就用石斛、沙参或者麦冬加在一起煮水，服药后余热退了，也不心慌害怕了。

孩子发热以后，热退下来了，还是没精神，可以吃些养阴之品，一吃下去精神就来了。

壮骨补虚。石斛可以把虚弱补回来，我们可以看看哪些药补的是肾阴，哪些又肺肾之阴并补。有些腰脚疼痛之类的患者，可以加一些石斛治疗。

骨虚的，眼睛不好使的患者用石斛散，即石斛、淫羊藿、苍术治疗雀目。

鸟和鸡都有一个特点，一到傍晚看不见了。鸟要回巢，鸡要入笼。

有些老人太阳下山以后要赶紧回到家里，不能出去了，因为天暗啥也看不见。我们当地把这叫作"鸡眨眼"。这时用石斛、苍术、淫羊藿一起煮水服用就可以明目、去盲。

老年人只要血糖高又口干舌燥、眼花不能视物，用苍术、淫羊藿、石斛治疗非常管用。

上次有位血糖高的患者，他说："我眼睛也不好使。"

我说："血糖高，眼睛也不好使，脚底发凉。这很危险了。"

怎么办呢？用苍术、淫羊藿、石斛、枸杞子一起泡茶。吃下去眼睛就明亮很多，这是明目茶饮方。

善驱冷痹。石斛本来是养阴的，为什么能驱冷痹？

那些关节炎的患者多是阴伤太过，阴损必及阳，阴阳两伤，这时用石斛，再配合一些疏通经络的鸡血藤之类的药同治，才能够驱除冷痹。

还有一个重要的方子叫"石斛夜光丸"，晚上看字看得不太清楚的时候用，读书人也可以用，可以预防近视眼。

老年人服用此方预防白内障，已病的可以治病，没病的可以防病。但是天底下养眼最好的并非药物，而是早睡。

好，我们来看，男子和女子最大的区别在哪

里？是阴跟阳。这是概念上面的阴阳，有些人说男子就是包容，是智慧等。不管对不对，但都不是最重要的。男子和女子最大、最重要的区别就是阳刚之气，表现为有勇气。如果这点失去了，这个男子就是不足。

勇气是什么？比如你跌倒了，可以立马爬起来。痛了，咬牙一挺就过去。这就是勇气，是一般人在重病、大病、难病面前都缺乏的。你唯有依托你的勇气跟信念。

医生跟药都不是终身的依托，一个人的勇气才是自己终身的依托。

《黄帝内经》讲勇者气行病愈，勇敢的人气一通畅，病就好了。以前那些立了功的士兵叫什么？"勇士"。

他们打仗的时候，服装背后写一个大大的什么字？"勇"！这就是说兵如果勇，一可以挡十；兵如果不勇，十不如一。所谓一夫当关，万夫莫开！

人的勇气激发出来，一个细胞顶十个，那些癌细胞、病苦细胞通通不敢侵犯。而一旦懦弱下去，十个细胞都不如一个癌细胞,当然打不过。

你看牛,牛本来是怕老虎的,尤其非洲那边的狮子、老虎。可是当牛集中一处向前冲的时候,谁挡谁遭殃,狮子都被踩扁了。

人不可以没有勇。你吃下的东西可能不太好消化,可能有细菌,但你有勇,最终身体都可以把它们消化掉,打败掉。

你没有勇,怕这怕那,怕细菌,即使每天吃保鲜袋里的食物也可能生病。冰箱拿出来的食物也不完全就是健康的,煮熟的食物吃了还会拉肚子呢。

破故纸温。破故纸也叫补骨脂,可以补骨油,药性是温的。

腰膝酸痛。腰部、膝部酸痛的患者就可以用补骨脂。

有一个方子叫"补骨脂丸",就是由补骨脂、核桃、沉香、乳香、没药组成,其中乳香、没药,疏通气血;核桃像大脑,补精髓,肾的精华上灌于脑即为脑髓。因此,肾精一亏虚,脑袋就不够用了。中老年人用补骨脂、核桃、沉香三味药，专门纳气归肾。

这五味药就是补骨脂丸，专治肾阳不足，手脚沉重。

老年人走路本来走得很爽快的，过段日子天冷了，走路像蜗牛一样，动作变慢了。动作变慢就是阳虚，阳主动。补骨脂药性温，能够温补阳气。

我上次碰到西山村的一位老爷子，他走路手脚都麻，不想走动。

我给他开补骨脂、核桃、腰三药等，他吃几剂药后，手脚暖了就想走动了。

蛇虫一到冬天都不想动了，但一到春暖花开，阳气足的时候，又纷纷从洞里出来，挡都挡不住。

人体只要有阳气，就做什么都充满活力，阳气不足，就会变懒惰。

所以很多人成天坐着不想动，根本原因就是身体的阳气少了。阳气少了，腰膝还会酸痛。

兴阳固精。补骨脂可以让阳气振兴起来，让精华固住。

有个尿频急、尿冷的特效方，叫"破故纸丸"，就是用补骨脂、小茴香两味药打成粉后用蜂蜜搓成的丸子。

老年人小腹冷，咳嗽一声就尿出来，然后上床没多久又要反复地跑厕所，这叫"膀胱冷"，不能够气化。

小茴香是入人体前面的小肚子，补骨脂是入人体后面的腰肾命门。两味药都是温的，都能气化。

小茴香可以通前面任脉的阳气，补骨脂可以通后面督脉的阳气。两味药兵分两路，一直作用到肾蒸腾气化，后面的腰背痛减轻了，前面的肚子冷痛减轻了，尿频就消失了。

老年人膀胱虚冷、腰酸冷痛的尿频，用这个破故纸丸的方子太好了。

盐酒炒用。假如你要增强补骨脂补肾的作用，可以用盐炒，因咸味能入肾，盐炒以后可以纳气归肾。但是过咸又伤肾，所以不要搞得过咸。

有些伤精的患者，就用单味补骨脂盐炒后研成粉末，每次服一小勺，精华就不会漏出来。

为什么呢？补骨脂对于没精华的，可以补；有精华的，又可以固，因而得名补骨脂。

补骨脂就是补骨头里的油脂。孙思邈讲过，人精少则病，精尽则亡，不可不思，不可不慎。

我那天路过市场发现一位阿姨在买淮山，老叔说要6块钱，她就讨价还价，讨来讨去，花了三五分钟，最后商定价格5块5。

我看见阿姨讨完价以后松了一口气，整个人很疲累。我就想到：钩心斗角，钩掉的是你的气血能量；讨价还价，讨来的无非是身外之物。

《朱子家训》说："与肩挑贸易，毋占便宜。"不要跟肩挑贸易的人讨价还价，这是说他肩挑物品到市场上来卖已经很辛苦，你还在那里跟他砍价很不好。但如果把这些能量用到读书或做其他正事上，收获、收益会更大。

我常说不肯吃亏的人，可能处处都吃亏。

当时我在上车村，一位阿姨说："曾老师，你义诊不收钱，一年都是这样，亏死了，就没听过有这样的人物。"

我说:"这人很奇怪的。有些人,亏了十次,只要赢一次就是赢了;而有些人赢了十次,但亏一次全输了。"

我们要做哪种人呢?要做第一种人,就是我不怕亏一百次,只要我赢一次我就全赢了。

老师不用几年,就要上电视了,还可能会上大学、大讲堂之类的地方讲课。只要赢一次,就有机会再赢。

我们看那些歌手,有的人一辈子都怕没有好歌,唱了三五百首,人家都不知道他叫什么名字,但有些歌手很幸运,只唱了一首歌便红遍大江南北。

我说:"我不怕。我们天天可以在这里练讲课,练一千场、两千场、三千场,可能场场看起来收获都不大,但加在一起就收获很大了。"

易中天最开始讲《三国》,是在厦门大学里讲,刚开始是在小教室讲给几个人听,后来到大教室有满人听,再后来大礼堂还是有满人来听,最后礼堂周围的窗户全围满,他才上百家讲坛的。只要上一次《百家讲坛》就全赢了。哈哈……

没有前面十年功，哪有百家讲坛里的一朝冲天！

如果你也不计数量地布施出去，这布施就如我们讲课，讲千场都无所谓，那后面一场可能就全部赚回来了。

好！薯蓣甘温。薯蓣就是山药，药性是温暖的。

称得上最补人的一方叫"无比山药丸"，该方补人，用于脾肾两虚患者，可以健脾补肾。患者虚或寒都可以补。

人在身体已经很虚、很弱、很差的时候，就可服用山药。吃其他的东西都不好消化时，吃山药不仅好消化，而且不容易吃胀。

理脾止泻。薯蓣是培土的，土能旺五脏六腑，脾土好了，拉肚子就好。

一位草药郎中有个秘传方子，只要孩子大人拉肚子，老好不了，拉得一塌糊涂，用抗生素、止泻药不管用时，他就用这个办法。

他让患者搞来山药炒着、炖着、煮着吃，或

者放在锅里蒸着吃。总之就是把山药当作饭吃。这样三五天拉肚子就止住了。以山药代饭治什么？治脾伤拉肚。

益肾补中。薯蓣可以滋养肾脏，补益中土。

我们前面讲过，山药色白补肺，味香补脾，而汁液黏稠像肾精一样能滋肾。

非洲的长跑冠军是素食主义者，而且是以山药为主。一般人不理解，吃山药怎么能吃出个长跑冠军来？

他除了严格的训练以外，膳食以山药为主，非常有道理。因为中医学认为人想要暴发力好，必须要有强大的心脏。

若是用一些人参补心脏，唰地一下就冲走了，而想要耐力好，就要吃补肾的，如山药，就能补肾和脾。

一个人的暴发力和反应灵敏，一定是心肺非常好；虽反应迟钝，但是很耐熬，耐力很好，那就是脾肾很好。

我们反过来想，要让一个孩子变得非常敏捷，就要强大他的心肺,而想让孩子变得持久,能够坐得住,能够读书读得久,耐熬,就要补益他的脾肾。

孩子在学校要想读书好,就要用山药、莲子、芡实这些药物益肾补中。孩子平时上半节课就打呼噜、犯困,补脾肾后一节课都有精神;本来跑步跑3圈就跑不动了,补脾肾后可以跑6圈。这就是益肾补中之效。

诸虚可治。各种虚弱都可以治疗。参苓白术散里面有山药,治疗脾虚饭又吃不下,大便不成形,或大病恶病后期需要培土的患者。

我治疗了好几例小孩子咳嗽,他们长时间咳嗽不见好,参苓白术散一吃就好了。久有病必是脾肾两虚,参苓白术散主之。

好!再接着看。前面讲了,讨价还价、斤斤计较是贫穷的开始。计较得来的是蝇头小利,但失去的是身体的气血精神。而计较会让你变得贫穷,紧张也会让你变得多病。

上次有一位头痛的患者,我看他一来讲话很

急，很紧张，很焦虑。我知道如果不让他放松，吃什么止痛药都不管用。

因此，我让他去做颈部的推拿按摩，人一放松，头痛就消失掉了。

这次神手宏哥要过来，我们就要把他的这一套东西学过来，直接创办一个"知足堂"，缓解从头到脚的头痛、颈肩腰腿痛。

痛证就是不放松，一痛人就会咬牙切齿难耐，一放松痛感就减轻。

有句话讲："一松百脉开，一紧百脉闭。"脉闭就痛，所以放松是天底下最好的药物。

我认为放心、安心之外，没有其他更好的处方。其他处方大多是治标，暂时让你身体舒服，但你想要根源上减少病苦，必须要寻找一种和缓放松的学习或生活节奏。

好，接下来我们谈一味可以让人放松的药。这味药叫肉苁蓉，从从容容，人不就放松了？

《黄帝内经》说，一个人淡定从容何病之有？所以我们修身养性，修的就是这份淡定从容。

苁蓉味甘。肉苁蓉性味是甘甜的。

峻补精血。肉苁蓉不是一般地补精血，而是大补精血，速度很快。

肉苁蓉在沙漠里头一柱擎天，长在沙里，它的根可以伸向沙漠深处把精华吸收，而且天多干燥都能存活。

肉苁蓉还把沙漠里的很多温暖之气吸过来，且具有强大的保水功能，津液保住了，一切开来汁液就流出。

肉苁蓉是阴阳并补之物，可以治疗老年人大便艰涩排不出来。

大便排不出来有两个原因：一是大便干了，二是人阳气不足，没力了。大便干燥的时候，人的阳气充足，就能顺利排便。

老年人大便不通，也有两个原因：一是阳不足，一是阴不足。

肉苁蓉正好阴阳并补，滋润的肉汁可以滋阴，在沙漠里头练就阳热的本领，可以钻到很深下去，一吃到肚子里直接钻到肾里头补肾。肉苁蓉钻到深处，可以饮黄泉水，一棵普通的肉苁蓉挖出来都比人还要高。

我碰到一位大便严重不通，七天才排便一次的老爷子。

我先叫他用蜂蜜芝麻丸没有效果，他说吃了好像肉包子打狗有去无回，见不到的感觉。

后来我让他服用肉苁蓉50克，放在锅里蒸也行，放在水里煮也行，每天吃两三次，一次50克，一天最多吃150克。

结果老爷子吃了三天后，大便就每天保持通畅了，而且他说这种通便药吃了后大便一通，浑身都是劲，不像大黄、苏打片或者番泻叶，人吃了泻过后会没劲。这是肉苁蓉以补为通，以补药之体做通药之用。

若骤用之，更动便滑。若突然大剂量用肉苁蓉，能够滑肠，而且效力很快。

这就是让大便从从容容通畅的肉苁蓉。

而且有一方"润肠丸"，用肉苁蓉、麻子仁、沉香三味药炼蜜为丸，治疗肠燥便秘。

好，我们再接着看。以前的人为什么要学四书五经六艺？

你懂四书五经六艺，但是不会用，等于没学。为什么古人设科目，要在六艺里头学射箭？

射箭有两层含义，一是说没瞄准靶心，再大力都没有用，二就是即使瞄准了靶心，力量不够也射不远。

中医治病也有两大步骤，一是要辨证，二是要用药。辨证准确了就是瞄准靶心，用药合理就是力量加足，两者结合就可以百发百中。

另外，拉弓用多大力，弓就弯曲多少。同样，弓弯曲得越厉害，射出去的箭也就更远更有力量。所以，我们要像弓一样，不怕受委屈，才能走得更远。

虽然拉满弓看似很辛苦，但是出箭的时候，就会毫不费力。这也叫厚积薄发。

纵观历史上有名的人物，我发现他们都有一个特点，就是他们即使受尽屈辱、委屈，百般痛苦，但最后可以通通放下，并不抱怨。这就像前

期拉满弓,最后箭一射出去,人生就很明亮了。哈哈~

好,更多精彩等明天吧。一讲到精彩之处,就想讲四十味,哈哈哈……

第67课 菟丝子、牛膝、巴戟天、仙茅

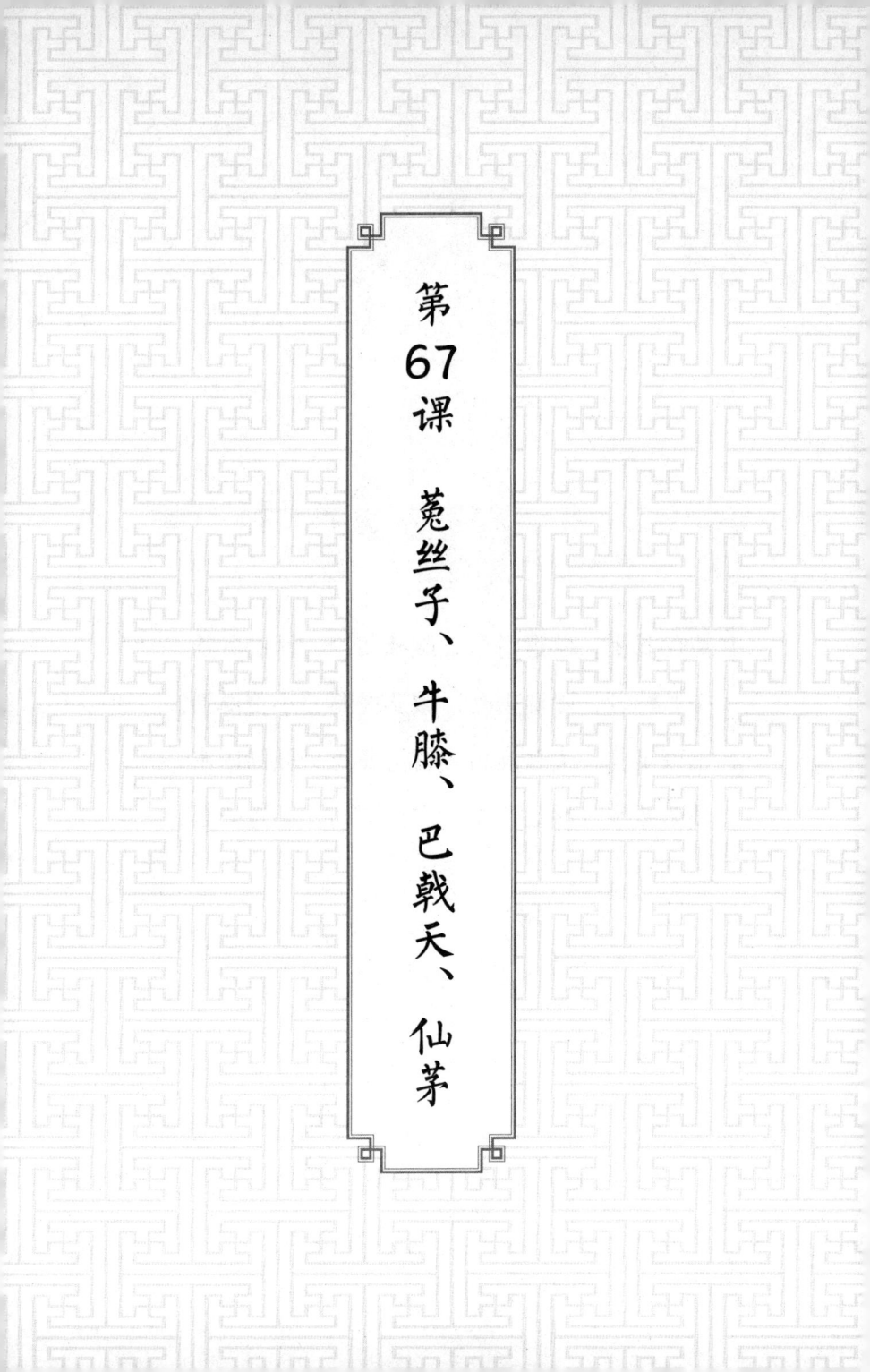

菟丝甘平，梦遗滑精，腰痛膝冷，添髓壮筋。
牛膝味苦，除湿痹痿，腰膝酸疼，小便淋沥。
巴戟辛甘，大补虚损，精滑梦遗，强筋固本。
仙茅味辛，腰足挛痹，虚损劳伤，阳道兴起。

1月10日

晴

湖心亭公园

好！今天看看《药性歌括四百味》中的哪四味？

昨天我们讲到古人要学习四书五经六艺，且讲了六艺里射箭的引申含义。

以前男子要学骑马射箭。射箭的时候，使劲一拉弓，箭就往后退，弓拉得越满，箭后退越多，最后手一放，箭前进得越快、越远。

大丈夫要能屈能伸，虽然后退很辛苦，受委屈的时候很辛苦，也不要计较，因为这说明已经存积了很大的力量了。

又如那些篮球场上的扣篮高手或投篮高手，他们要想把篮球投得很妙的话，要跳投，跳起来之前都要先下蹲，才能有更大的力跳起来。这叫须先蹲得下，才能跳得高啊。

一个人想要不受委屈，就成就大才，基本不可能。一个大才横空出世，往往都是伴随着委屈，就像箭能够射得很远，都是有一个向后拉的力。

人只要瞄准方向，那么所有承受的委屈都将变成动力；而没瞄准方向，那委屈就白受了。

有些人委屈就朝天空射，或者四处乱射，是没有用的。

一个人能不能受委屈，主要看肝脏好不好。肝脏强大的人，是非常耐劳的。肝主什么？主筋。肾呢？肾主骨。你们有没有听过"打断了骨头连着筋"这句话？

弓臂和弓弦就像骨和筋；两者相连组成一张力量强大的弓。

玩过弹弓的人都知道，弹弓的弓架很硬，而皮筋则很有弹性，能伸能缩。

筋骨强的人，就如同弹弓，既有铮铮傲骨，又能屈能伸，做事有力量。若一个人的弓架不够强，别人一压就碎了。

补肝肾，强筋骨，就可以增强能屈能伸的能力。

一个人一点委屈都受不了，遇到想不明白的小事就发脾气，整个人像炮仗似的，一点就着，或像火柴似的，一擦就冒火。

面对这类脾气火爆的患者，我们要帮他补肝肾，像刚才过来的小伙子，我给他用玄参，就是给他补肝肾。

他说自己吃了这个玄参方后，咽喉就好了，整个人都很舒服。

好，我们开始讲菟丝子。

菟丝子甘平。菟丝子的性味是很甘甜平和的。甘甜药有什么特点？甘甜益力生肌肉。

假如我们想增强手臂的力量，怎么办？可以用菟丝子加桂枝，如拳击运动员服用以后，出拳的速度会快很多。

如果是想要增强自己的脚力，如长跑运动员来找我们提高他脚部的奔跑能力，要怎么用菟丝子呢？菟丝子加杜仲可以让长跑运动员增强脚部的奔跑能力，跑得更远，也更耐跑。

脚痛了，可以用杜仲引火下行，腰部或肾也可以用杜仲，肾主腰脚。

学中医是很有趣的，可以满足很多人的需要。

梦遗滑精。精华不固，遗精滑精，可以用菟丝子制成丸，菟丝子丸补肾效果非常好。

菟丝子是平补，不管寒热、阴阳亏虚，都可以很平和地补益，且补后还不容易上火。

腰痛膝冷。老年人的腰膝部位常常又疼又冷的。现在冬天了，腰痛病发作会增多，而且腰痛的人还有一个特点，即容易小便不利。

小便不利有两种，一种是力量不够尿不出来，另一种是固摄不住，频繁地跑厕所。若是腰痛膝冷引发的小便不利，可以用菟丝子治疗。

添髓壮筋。菟丝子还能添髓壮筋，即可以添骨髓油，像以前的煤油灯一样，若是不添油，灯烧到半夜就成了无油之灯，就会灭掉。

人从青年到老年的时候，人体的精油慢慢减

少,眼睛的视力会慢慢下降,耳朵的听力会慢慢下降,这时可以用"驻景丸"。

驻景丸由熟地黄、菟丝子、车前子组成,主胎肝肾俱虚,视力不明、顾名思义,吃了这个丸剂,看风景的能力能得到维持,就像青春永驻一样。其中熟地黄、菟丝子补肾精,车前子利浊水,一边补一边利,可以治疗老年人肝肾不足、目暗眼花。

菟丝子添髓补髓有利于生育。

植物靠种子传宗接代,各类种子药如枸杞子、菟丝子、五味子、覆盆子等,都有补肾的功效,利于传宗接代。

上次有一位男性患者,精子活力下降,数目不够,怎么办?

我让他买"五子衍宗丸",这药即由五种种子组成,有让后代子孙繁衍昌盛之意,尤其是枸杞子、菟丝子一把就有很多颗种子,因此取名五子衍宗丸。

药房直接可以买到这五种种子。菟丝子到药房里抓一把,就让人想到万子千孙;而枸杞子,大家泡茶喝的时候一掰开来可见内里都是子,也是让人多子之物。

男子说他按时早睡早起，吃完一个月以后，再去测，精子的数目和质量都上去了。

男用五子衍宗丸，女用乌鸡白凤丸调身体，可以治疗不孕不育。

我还想到，学习不一定要在课堂上，锻炼不一定要在健身房。人会学习，随时随处都能学到东西，而不会学的人，名师在身边也学不到。

过几天推拿按摩神手宏哥要过来，他的手很有手劲，我们可以把这力量称之为内力。

我常说："你们每天早上起来要先运气半个小时，这样练一段时间后，力可以传到指尖，这时候，再去做推拿按摩，会比平常人效果都好。"

宏哥给患者进行足底按摩，摸到痛点的时候，使劲按一下，患者会疼得大叫一声，但之后在那地方揉散开就不痛了。

如果有内力，一招就可以变成绝招；如果没有内力，学百招皆是虚招。

如果不练就内力，即使跟一百个老师学习，

结果也都只学了表面功夫。什么叫绝技？绝技就是长期专一地做一件事，并精通它，让它成为你的绝招。

好，我们看牛膝，听其名就知道了，可以补膝盖骨。

牛膝有一个特点，它能引血下行，引药到膝盖，有句俗话叫"非牛膝不过膝"，意思是补腰膝时通常要加一味牛膝方能达到药效。

上次有一位患者抽筋非常严重，患病三五年，长期抽筋。我们给他用芍药、甘草、牛膝、薏苡仁、淫羊藿、伸筋草六味药，患者服用后，第二天就不抽筋了。

这六味药治抽筋可以说是百发百中、十拿九稳，特别有效。

大家可以问问家里的老年人以及把脉感觉脉象弱的人抽不抽筋，若是抽筋，让他服用这六味药下去，他过几天就不抽筋了。可见牛膝引药到膝盖骨头以下，治小腿抽筋的功效。

牛膝味苦。牛膝的药味是苦的。

除湿痹痿。苦能降,牛膝可以除风湿痹证,治疗筋骨痿弱没有力量。因此,脚软无力用牛膝。

牛膝分为怀牛膝、川牛膝。川牛膝活血比较厉害,怀牛膝补肾功能比较强,偏于补。

川牛膝用嘴巴一嚼,像甘蔗渣一样松散,没什么汁液,可以通气血;而怀牛膝一嚼,汁液黏黏的,可以补肝肾。

熟地黄、黄精、何首乌、怀牛膝这些药物,一拿起来黏黏的或沉沉的,补气血;鸡血藤、川牛膝这些藤类药,纤维多,通气血。

木质纤维有孔的药物善通气血,药物黏性大,像和了油似的则善补气血。你们掌握住了药物通补的药性,基本上就入中医之门户了。

腰膝酸疼。多数老年人腰部和膝盖骨又酸又疼,用牛膝可引药下行。

我们义诊的时候,碰到腰膝酸疼的老年人非常多。竹从叶上枯,人从脚下老。若人向老,下元先亏。一个人老了,首先表现在腿脚不便利。

年轻要多踢腿、练脚、奔跑,若是年轻不踢腿,练脚、奔跑，年老就会后悔莫及。我们的腿要想迈开步子一百年，不可不常保养，常保养的车能开得久，常保养锻炼的人也长寿。

之前有位患者开车过来，他的车虽然很少用，但非常注意保养。他说："你们二三十岁就讲养生，未免太早了。"

我就跟他讲："你的车刚买来，就知道去清洗、去保养，注意养护，就是为了可以用很多年。人也是一样的，你刚生下来的时候养生就已经迟了，懂得养生的人在胎里就开始了。"

小便淋沥。前列腺炎、尿道炎、膀胱炎等容易出现小便淋沥不尽，可以用牛膝治疗。

这类患者治疗时将牛膝加到清热利尿方里，排尿的速度会变快。

患者平时喝水不够导致尿道炎、膀胱炎发作，就可以拔些车前草、鱼腥草等草药煮水喝，可以降肺利尿。如果再加点牛膝，体液向下奔走的速度会加快。

若是膀胱结石、尿道结石等用牛膝，一些较

小的石头也可能会排出来。

我常会碰到一些关节肿痛的老人，他们的舌苔是黄的，舌尖红，舌中又痛，那是湿热熏蒸所致。肠胃里湿热，用四妙散（苍术、黄柏、薏苡仁、牛膝）治疗，肠胃中的湿热之气一除，患者轻松多了，脚也没那么痛。

牛膝治疗牙痛也很厉害。牙痛是有火攻上牙齿，用牛膝配石膏清热泻火，就把牙痛压下去了。

还有妇女经期前头胀痛得厉害，可能连续几年都如此，给她用牛膝30~50克治疗，下个月就好了，这是什么道理？

原来月经来临的时候气血满胀，满则往下注，注不了，则气血上涌，用牛膝往下引气血，头胀痛就减轻了。

头脑烦热的时候，多踢腿就会减轻。人愤怒的时候，气得直跺脚，就是身体在自保，因为一跺脚，脑子压力就下降。

所以我让你们平时上午读书丰富知识，下午踢腿。老师让你们在田园里锄地，用铲而不用锄头,也是为了每一铲下去,脑子压力就减轻一分,这样再读书,大脑才能更好地接纳。

所以我所有的设计都是很有讲究的,不是内行人还看不清楚,还以为我们铲土是在玩泥巴。其实我们是在做一份关于健康的大事业。

好,我们开始讲巴戟天。

巴戟天很厉害,为什么号称戟天?以前常说"马中赤兔,人中吕布",吕布是很厉害的,三国时期敌军车轮战都不能战胜他。吕布的兵器叫方天画戟。

戟是一种古代兵器,合戈、矛为一体,可以横砍竖戳,怎么用都行,非常厉害。

也就是说巴戟天,像戟一样厉害,是一味补肾阳的药物,既能治疗阳痿,还能治疗宫寒虚冷。

曾经来了一对夫妻,妻子说丈夫已经没有晨勃很多年了。于是我用野生巴戟天泡的酒给他治疗。

患者说第一次喝酒,第二天就有晨勃。因此,巴戟天是可以提开阳气的。

孩子先天不足,脑袋歪歪斜斜的,称作天柱

倒。脑袋和脖子就是天柱，天柱倒是因为脊骨不正，这时在药中加点巴戟天跟六味地黄丸治疗，孩子服用后脊柱就能立挺起来。

有些人练太极、功夫站桩，老是站得歪七扭八，给他吃点巴戟天他就正起来，就直了。

巴戟辛甘。辛香定痛祛寒湿，甘甜益力生肌肉。巴戟天味甘能补益，辛香可以定痛，关节冷痛又虚的，可以用它。

大补虚损。巴戟天可不是普通的补药，而是大补虚损劳伤的好药。

古代有"金刚丸"，一听这个名字就知道这方药不简单，练金刚拳金刚腿，可以用它作为辅助药物，吃了以后强筋健骨。

很多人练舞或者体育运动容易受伤，就是因为不懂得中医。如果懂中医他们就知道疲劳了就找些药物来服用，既能强身又能坚持锻炼，比如这个"金刚丸"。

一个会骑车又懂得修车的人，那就厉害了，车子怎么骑都不会坏，稍微有点故障了，他就抹点油，上上螺丝，这个地方弄一下，那个地方弄一下，又跟新车一样。

你们要学会养生修身的本事。上次婉婷画一幅画，我很赞赏。

她说修身齐家治国平天下，修身是排在第一位的，有了好的身体才有后面的一切。没有强大的身体，其他都要归零。

家琪、小婉、玉盈以及北京莲花书院的人都过来，我也只会告诉你们，我这里只有修身，其他齐家治国平天下，通通没有。哈哈。

人把身体练得棒棒的，才能一切皆有可能。

我去观察竹林，竹子盘根错节，很多竹笋、竹根都是三年不冒头，在各个地方吸取能量，等到一冒头，只需很短的时间，竹子就一节一节拔高直上天空去了。

竹不怕委屈在地底下封藏，你们只要肯练功肯扎根，自然也有出头之日，可以大放光彩。

人在少年时，就要多练功，少年不练功，到老一场空。

精滑梦遗。遗精滑精的患者，可以用巴戟天补肾壮阳，阴随阳生，精液不固亦是阳气不固，阳气不足，精液就不会往下流。巴戟天还可以治疗精冷。

强精固本。电视广告经常讲强筋骨止痛麻，其实巴戟天就是最好的药物。

我去挖过巴戟天，它的根可以穿越黄土，黄土不如我们农场里的溪边沙土松软潮湿，所以要在黄土里扎根扎得很深，是需要功夫的。巴戟天正因为有这种穿透劲，才补肾壮阳力强。

哎呀～老师终于把太阳讲出来了。呵呵～

什么叫"文武"？有些人说，拿书出来读就是学文，学套拳就是学武。

也可以这么说，但我觉得这还不够。古代说文武之道，一张一弛。人做事有张有弛，就可称作能文能武。做事没有度的人，就是白学文武。

上次，有个朋友说："恭喜曾老师，你又出了十来本书，这么厉害。"

我说，不要恭喜了，恭喜出书那只是喜一阵子。

要恭喜什么？恭喜我能够断除骄傲和懒惰，那可以欢喜一辈子。

成功并非你在外面赢得了什么，做成了什么，而是你的内心改变了什么。你如果不改变懒惰跟傲慢，有千万本书，最后都没有用，败光光。

仙茅味辛。仙茅辛温，能够止痛。

腰足挛痹。腰脚痉挛疼痛的患者，可以用仙茅。仙茅能够补肾阳。

古人认为纯阳为仙，纯阴为鬼，半阴半阳为人。有些老年人，晚上做梦会梦到过去的亲人，梦到鬼怪之类，那就是阴多于阳。

我们给他们用淫羊藿、仙茅、红参三味药治疗，服用第二天他们就不梦鬼怪了。

而有些人还会说："我梦到天上有仙呢。"

我说："这个不要治了。"为什么？这个太好了，我一年都很少梦到神仙，梦到有仙代表身体阳气很足，精气神足。

上次有一位老人吃了我们的补中益气丸，他说："奇怪，我梦到有三个寿星白胡子老头从天上下来见我。第二天一醒来，我感觉病就好了。"

我说："这就是好事，叫梦为心头所现，当你心气很饱满的时候，你的梦是很吉祥舒畅的。"

所以想要梦仙可以多吃点淫羊藿、仙茅、威灵仙这些温暖阳气之物，但是也不要乱吃，要辨证去用。

虚损劳伤。患者体虚了，或是劳伤了，用仙茅可以补阳。

阳道兴起。仙茅振奋人体阳气，阳痿肾虚都可以用，特别是妇人更年期综合征，服用仙茅、淫羊藿这些药的效果还不错。

好，今天就到这里，更多精彩在明天。

第68课 牡蛎、川楝子、萆薢、续断

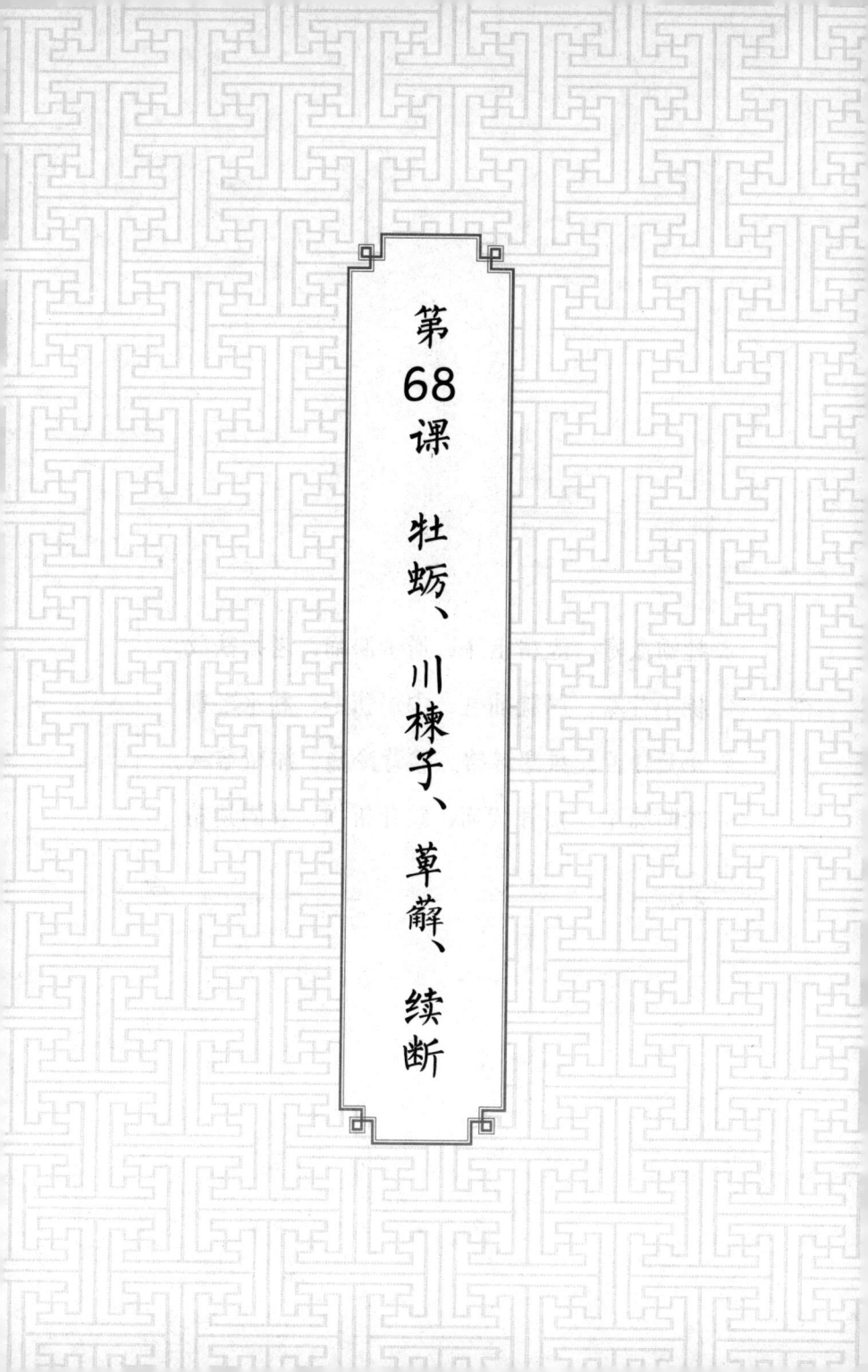

牡蛎微寒，涩精止汗，崩带胁痛，老痰祛散。
楝子苦寒，膀胱疝气，中湿伤寒，利水之剂。
萆薢甘苦，风寒湿痹，腰背冷痛，添精益气。
续断味辛，接骨续筋，跌仆折损，且固遗精。

1月11日

晴

湖心亭公园

今天继续看看要讲《药性歌括四百味》的哪四味呢?

我昨天跟你们讲到,人的呼吸在胸肺,一般呼吸不通畅的人,身体都好不到哪去,亚健康或者轻症多。

呼吸能够入到肚腹,这样的人还是比较健康,平时不容易生病,生病也容易好。

呼吸能够到腰腿膝盖,这样的人一般健步如飞,有强健的体魄,那不只是健康,而是比健康更上一层。

如果呼吸到你的脚踵呢?庄子讲真人之息以踵,厉害的人一口气可以吸纳到脚底。

中医学讲肾主什么?肾主纳气。脚踵下面是

什么经络所过？

足三阳是从头走足，阳气能够顺着经络到达脚踵。足三阴是从足走膜，气气归脐，寿与天齐。阳气足的人，脚踵也暖和，肚腹也暖和，有的人甚至年过百岁而动作不衰，即如黄帝内经讲的真人至人一样，过了百岁以后动作还很灵活。

想要达到这个愿望，是要层层修炼的。所以我常说我们追求不生病只是小目标，我们要追求长命百岁，而且动作不衰。

要想气气归脐，寿与天齐，有两招，第一招是负重，第二招是练功夫。

负重有两个好处，可以少言语跟减杂念。

你们想要杂念减少，可以拿多一点重的东西。就如练功时师父看你还在多话，就再给你加一码，加到后面，你话都讲不出来。因此，想要少言语少杂念就可以负重。

以前农民伯伯从大洋挑柴到五经富，路上碰到有人打招呼还不断讲话，开始他还能忍，到后来他可能就会说："少废话，别惹我。"哈哈~

因为挑柴的人已经累得是满头大汗了，而打招呼的人还一直与之对话，挑柴的人就耗气了，再讲话就漏气了，就挑不动了。

等会儿我要教你们"壁虎游龙功"，我在现场教，你们才深刻，这样只要你们练一两次，就会发现自己的呼吸一下子到脚底了。

糖尿病患者只要练了壁虎游龙功，就不会烂脚。

壁虎游龙功可以让你的末梢循环加快，负重可以增加身体的压力，不负重地练壁虎游龙功也可以增加身体的压力。

你们都学过物理学，应该知道当受力面积变小的时候，同等的压力下，压强会变大。如同样的力量，你拿铁锤钉一个铁块，不能将铁块钉入木板，但换成钉子，钉子一下子就进到木板里了，就是因为钉子的受力面积比铁块要小。

钉子只有一个钉尖，做人要有钉子精神。人只要练了壁虎游龙功，科学家钻研会钻得更深；做医生或做学问可以做得更好。不管做任何领域，只要练了壁虎游龙功，就像有钉子的钻研精神，可以钻得更深。这就是壁虎游龙功的妙绝之功。

钉子不仅有善钻研的钉尖，还有耐敲打的钉帽。很多人只看到钉尖的钻劲，看不到钉帽的耐力。

钉帽受到一分打击，钉尖就会前进一分。钉子是你用在何处，它就固定在何处。但这不是要你们钻牛角尖，出不来。

真正的钉子精神是即使受很大的压力、委屈、打击，遭受不断地拍打，也会像快马加鞭一样飞快向前冲。

这就是真正的钉子精神，既有后面的阴劲，又有前面的阳钻，阴阳相配，用中医学来解释就是完美无缺。

大家将钉子精神取学到了以后，一辈子受用无穷。如果做到了大家的学习也可以毕业了。

下面我们开始讲课。

牡蛎微寒。牡蛎是贝类的一种软体动物，我们用牡蛎的壳入药。牡蛎药性是寒凉的，带咸味，咸能入肾。牡蛎在水中壳通常是合拢的。

有些人说，一个人真是吝啬得像贝壳，就是

十分形象地说一个人小气。因为贝类生物在水里生存，它们的壳一直闭合着，一点东西都不吐出来。呵呵~

牡蛎因为有这个精神，所以擅于涩精止遗。

平时不爱出汗的患者，千万别吃牡蛎，越吃汗越出不来，吝啬的人也不要吃，大方一点的人吃了就很舒服。

阳亢的人可以吃牡蛎，阳亢过盛容易飙汗，上次一位阿婆高血压阳亢，头上冒汗。

我让她服用四逆散加龙骨、牡蛎、颈三药，阿婆服药后颈椎不酸了，头上也不飙汗了，很高兴，晚上就睡好觉了。

涩精止汗。能止头汗，怎么涩精呢？

男子滑精，女子梦交精华容易流出来，就称为精液不固。曾经一位男性患者上厕所都会流出精液，怎么办呢？

张仲景教了我们一个很厉害的方子，即桂枝龙骨牡蛎汤，专治男子失精，女子梦交。

龙骨、牡蛎封藏精神，桂枝汤助开阳气，阳

气固那些精华就不会外漏，即涩精止汗。

崩带胁痛。崩漏带下以及胁肋疼痛都可以用牡蛎。

有一个很厉害的方子叫消瘰丸，由玄参、贝母、牡蛎三味药组成，且三药都带点咸味，咸味药能软坚。

咸味药有两大特点，入肾是其一，软坚是其二。患者吞咽时感觉有东西在咽喉里，或平时生气了感觉胁肋胀痛，用消瘰丸加四逆散，胁肋胀痛也好了，咽喉吞咽也畅快了，此丸药非常好用。

之前有一个开车的小伙子经常抽烟，咽喉又痛，胁肋又胀。

我让他服用四逆散加消瘰丸。他刚服用了第一剂下就给我打电话说好了，问剩下两剂还要不要吃。

我说："留着下次再吃吧。"哈哈。

老痰祛散。痰有新老之别，新痰，一般比较清稀，容易咳吐出来；老痰，陈年久积，痰凝在身体已经很久了，这时服用牡蛎可以祛散。

牡蛎是类似于金石类的药，质重。我在余师那里的第一个星期就是敲打几百斤牡蛎，倒出一蛇皮袋的牡蛎后，就拿大锤敲打，一个一个地打，打碎了才可以放到打粉机里粉碎。

一个个大块的牡蛎，我拿在手里很沉重，拿的时候也对牡蛎有了大概的感觉。学中医药一定要现场去碰触药认识药，感受药物。

浮躁的孩子出生后，家里会给他配一个银坠或金镯戴在脚踝上，这样可以让孩子浮躁的心沉降下去。但若孩子是怯懦的，就别给他戴了，这就像过河一样，本来不会游泳，再套几个圈就沉下去了。

人无压力轻飘飘，菜无压力不长苗。

俗话说三岁看大，七岁看老。以前看孩子躁动或多动，可以给他配个金镯子，就等于负重效果了。足三阴足三阳都被箍住，往下一走，孩子就躁动不起来了。

我们学中医，看到家长带孩子来，就让他们打造金项圈或金镯子戴，还美其名曰让他们特训锻炼，其实这样是让其收敛心性，书就能读得进去。

我们看池塘里头有一些贝壳蚌类，当打雷闪电时，那些鱼立马跑到贝壳蚌类周围，就不会受到惊吓，就能够得到安稳。而没有贝类的那些水泥地潭里，一大堆鱼不知道躲到哪里就跳到外面去，人看到了就捡。

跳到池塘外面去的很急躁的鱼，就是因为下面没有跟它相吸的贝类。藏在泥地的贝类就相当于池塘的肾。

我们用这种取象比类、法相天地的思维去看中医，你们越学越觉得过瘾。

所以高血压的、狂躁的、浮躁的患者可以用牡蛎。

如果患者胃反酸，反酸就是酸水往上走，将牡蛎煅过后研成粉吃下去，酸水就收下去了。

好。我们继续向下看。你们知不知道，其实天底下没有绝对的好人坏人，就看你们怎么对待。

你们讲刘屋桥这些沙是好的还是坏的？

你们不敢回答了，哈哈~你们如果会学中医，绝对不会回答这个问题,而且也不会问这种傻问题。

如果真的要解答的话,我会讲:看你怎么用。

如果作为沙滩,踩着柔软,很舒服;但沙子进入眼睛里,你就要想办法把它除掉。这个沙子在眼里人就很不舒服,而在沙滩呢,人踩上去就会很舒适放松。

与人相处也是一样。别总把别人当作你的眼中钉肉中刺,而要把他们当成是大沙滩上的同伴,宽宏大量一点,那么一切都很美好。

现在我们坐堂看诊有一年了,接下来的一年,我们的计划就是游医。

因为做不好就要守,做得好就要走,想要越来越好就要走四方了。

路迢迢,水长长。以前的游医会带铃铛,摇铃过市,从孙思邈那时候就有了。一天,孙思邈带一个铃铛路过山间,突然,一只老虎跑出来。

药王进退维谷,不知怎么办好,却意外发现老虎忧伤地看着他,后来老虎嘴巴张开,哎呀,原来老虎被一个刺卡住了。于是,孙思邈将铃铛一下子就塞到它的口中。

药王为何要这样做？可见药王心细。如果把手伸进去一下子把刺拔出来，恐怕手就没了。

果然药王把刺一拔老虎一痛，牙就狠狠地咬下来了，然后咬到铃铛，没有咬到他的手。

老虎很感激孙思邈，后来凡孙思邈看病所到之处，它就会在他身边走来走去。

这是孙思邈降龙伏虎中的伏虎故事，还有降龙的故事。

传说龙王有一个孙子生病了就去找药王治病，小龙王病好后，龙王为了感谢药王，就把十三个方子献给孙思邈，要给他名闻利养，孙思邈说这些他不感兴趣，后来听到神方才说感兴趣。这些神方就放入了千金方里。

这个故事告诉我们，只有有德有道的人能够得到馈赠。这就是"德道"与得到。

孙思邈的故事还告诉我们，智欲圆而行欲方，胆欲大而心欲小。

这两句话学医读到，会用了，也过关了，出

师了。

智欲圆而行欲方。那智慧要像铜钱的圆球一样，善于接纳圆通一切。行欲方的行为要方方正正，大方磊磊。

胆欲大而心欲小。胆大如面对癌症大病恶病也不怕。心欲小则是指做事小心谨慎，不草莽。

我教你们那些心细的功夫，如在田地里干活，铲土要让你们铲得一马平川，还要能够铲到最深处，尽你们最大的力量。

我们的菜园就是功夫菜园，看似你们一头雾水地干苦活，实际上你们天天在练功夫。

为什么少林寺的人干苦活就会慢慢变得很轻松很厉害，而农民干活越苦越瘪嘴？这是因为同样的活，存心不一样，结果不一样。

下面讲川楝子，川楝子就是金铃子，我们一个铃子就扯得很远，所以会讲课的老师，话题扯到三十三重天外去，还可以再扯回来。

这个铃子就联想到孙思邈那里去了，看似跟川楝子风马牛不相及，其实也相及。因为川楝子挂在树上就像铃子一样，只是不会响而已。

楝子苦寒。它苦寒清火能消炎热，而且善疏肝解郁。肝郁化火的患者就用川楝子。

肝郁化火的人生气了火冒三丈，甚至想打人，这时他搞点川楝子粉吃下去，转头跟你握手为朋友。

所以我觉得有智慧的人，他都会把敌人变朋友，这叫忍者无敌。如果没智慧的人，他就会把很多周边的朋友都变成敌人，把同行都变成竞争对手，最后变成代代怨仇。

达者能够结千人缘，懵懂者则结万人怨。这个怨不可以有。

膀胱疝气。川楝子是子类药，善入肾，所以膀胱腹痛疝气，腰肾周围有气不通，都可以用它。

诸子皆降，川楝子可以降到肾里，又疏肝解郁，可以把腰肾的气梳理开来。

有个"茴香橘核丸"，老年人小孩子都可以用。茴香橘核丸吃下去，行气疏散开，疝气就会好一点，如果年老气衰的患者要加补中益气丸。

我们上次在上车村义诊的时候，一位老人出

现疝气，他说自己只得用皮带把小腹扎紧才不会掉下来。后来我们给老人开补中益气汤加茴香橘核丸，他吃几次就好了。

老人非常感谢我们，又是请喝茶，又是请吃饭。哈哈。

中湿伤寒。患者身体湿热胁痛或者伤寒发热可以用川楝子。

有一个金铃子散，就是由延胡索、川楝子组成，治人从头到脚的疼痛或气滞。

有些人一气头痛，川楝子加川芎，头痛就好；胸痛，川楝子加桔梗；背痛，川楝子加姜黄；手抖痛的，川楝子加桂枝；气得肚腹都痛，川楝子加小茴香；气得腰直发痛，川楝子加金毛狗脊，效果都非常好。

那天一位大哥闪到腰了，我们只开了川楝子加金毛狗脊，没开其他的药，那位大哥跟我讲一吃就好了。

老年人生气，气得膝盖骨都会痛，很多不断摸膝盖骨的老人家里都有本难念的经，和自家小辈有代沟，关系都不太好。气不能往下顺，所以要经常不断地摸膝盖骨。

这个时候川楝子加牛膝就可以帮助老人顺一顺气，老人服用后气顺了就会舒服一点。

利水之剂。川楝子能够往下导利，所以疝气或者盆腔里有积液，川楝子、小茴香一起用效果好。

妇人盆腔积液用导气汤效果太好了。小茴香、川楝子、吴茱萸、木香四味药同用，盆腔里的积水、水泡就都化掉了。如果没办法用药，可以练金刚腿和壁虎游龙功，效果也是非常厉害的。

上次有一位20岁左右的小伙子告诉我，他睾丸疼痛。

为什么呢？他有个坏习惯，喜欢吃冰饮，看到石头，不管是否凉冷就坐。中医学讲冬不坐石，夏不坐木。

夏天不要坐外面潮湿的木板，坐了湿热容易入体。冬天不要坐寒冷的石头，真要坐呢，放一块板或者毛巾就没事。

结果我们就开导气汤加四逆散给他服用，他

说吃完一剂睾丸疼痛就好了，这也是一剂止，二剂愈的案例。

川楝子还有很多精彩的案例，一下子也讲不了那么多，我们继续向下讲。

怎么样交朋友呢？一句话，"利他"陌生人都会变朋友。如果不利他，兄弟会反目成仇。

所以《弟子规》讲财物轻，怨何生，言语忍，忿自泯。

你一味地为他人着想，陌生人都可以交成朋友。有句话叫四海之内皆兄弟。人与人的交往关键看利不利他人。

萆薢甘苦，风寒湿痹。它是甘苦的，能祛风湿。风寒湿痹、关节痛、风湿关节痛都可以用它。

如果湿气停留在体内，妇人尿浊，可用"萆薢分清饮"。小便最近总是浑浑浊浊的患者服用萆薢分清饮，可以让浊水变清。

萆薢分清饮还可以加牡蛎下去，一般效果非常好，我们客家人把混浊的小便叫作"停尿缸角"。

我治疗两三例尿浊患者，都是因为得到了这

个秘诀，在萆薢分清饮加牡蛎以后，取得了很好的疗效。这类患者排出来的小便，在农村的尿缸的缸底会停一层很厚很浊的物质，那就是外流的精华。

对于湿浊下注，小便淋沥涩痛，尿缸底会停留沉淀物的患者，就可用涩精的牡蛎，再加萆薢分清饮（萆薢、乌药、石菖蒲、益智仁、甘草、茯苓），分清泌浊，利小便，防止精华外泄。

腰背冷痛。腰部背部寒凉疼痛，关节痹痛可以用萆薢。

添精益气。萆薢利浊以后还可以生精，先把浊水利出去，精华才会生出来。

好，我们再看。其实老师给你们讲多少味药不重要，重要是你们能不能自学。

所以我那天说给那些路过的农民一点姜，不如给他们一点姜种。我喜欢给别人种子，而不是给食物。俗话说：授人以鱼不如授人以渔。

因为种子能生长，成熟后又有新的种子，延续不断。我们去挖葫芦茶的时候，会把葫芦茶的种子留下来，第二年就种下去。所以得黄金宝马不如得到创造财富的能力，这点很重要。

靠别人输血不长久，靠老师给你输功力，也不可能长久，输到一定程度，就要靠你们自己造血。最彻底的帮人就是把他教成会帮人的人。

一个人活得有没有价值，要看他活着是否能让更多的人更好地活着。如果是，那么这个人就是人人都会托举的。

我们接下来看续断，大家看过天龙八部，里面的"黑玉断续膏"，续断就是主药。

有句古话叫作大抵折伤之症，非此物不能续。意思是大抵折断损伤的病证，不是这味药很难接上去。

续断味辛。我们中药很好记，骨碎补，骨碎可以补。续断，断的筋都可以接续。

我治疗筋骨伤，一般用骨碎补、续断合用，这个你们要记住。

那天银华不是问我，粉碎性骨折后期康复怎么办吗？

骨碎补、续断合用，再加三七、丹参，患者拿来煮水吃下去，就有助于康复。

接骨续筋。续断能把断的骨头接回去，拉伤的筋续回去。

跌仆折损。跌仆是从高处跌落下来，折损就是说跌倒或者跟别人打架受伤了。这时就用"续断丸"，即用杜仲、牛膝、补骨脂、续断四味补肾药，再加木瓜跟萆薢治疗即可。

治疗老年人好像腰骨断了一样走不动，腰脚没力或内伤，续断也是很好用的。

且固遗精。精华会遗漏，不一定是伤精邪淫。

精华遗漏，汗出或者胎动不安都可以用它。有个"寿胎丸"里面就有续断、桑寄生之类的药物。

续断有很强烈的活血作用。人跌打损伤过后局部会瘀堵，用续断跟蒲公英一起研成粉末外敷，可以治疗跌打伤或者乳痈。痈肿、局部红肿痛，血气不通了，续断疏通、活血，蒲公英降火，两味药配合可以活血疏通，降火消肿。

好！今天就到这里，更多精彩在明天。

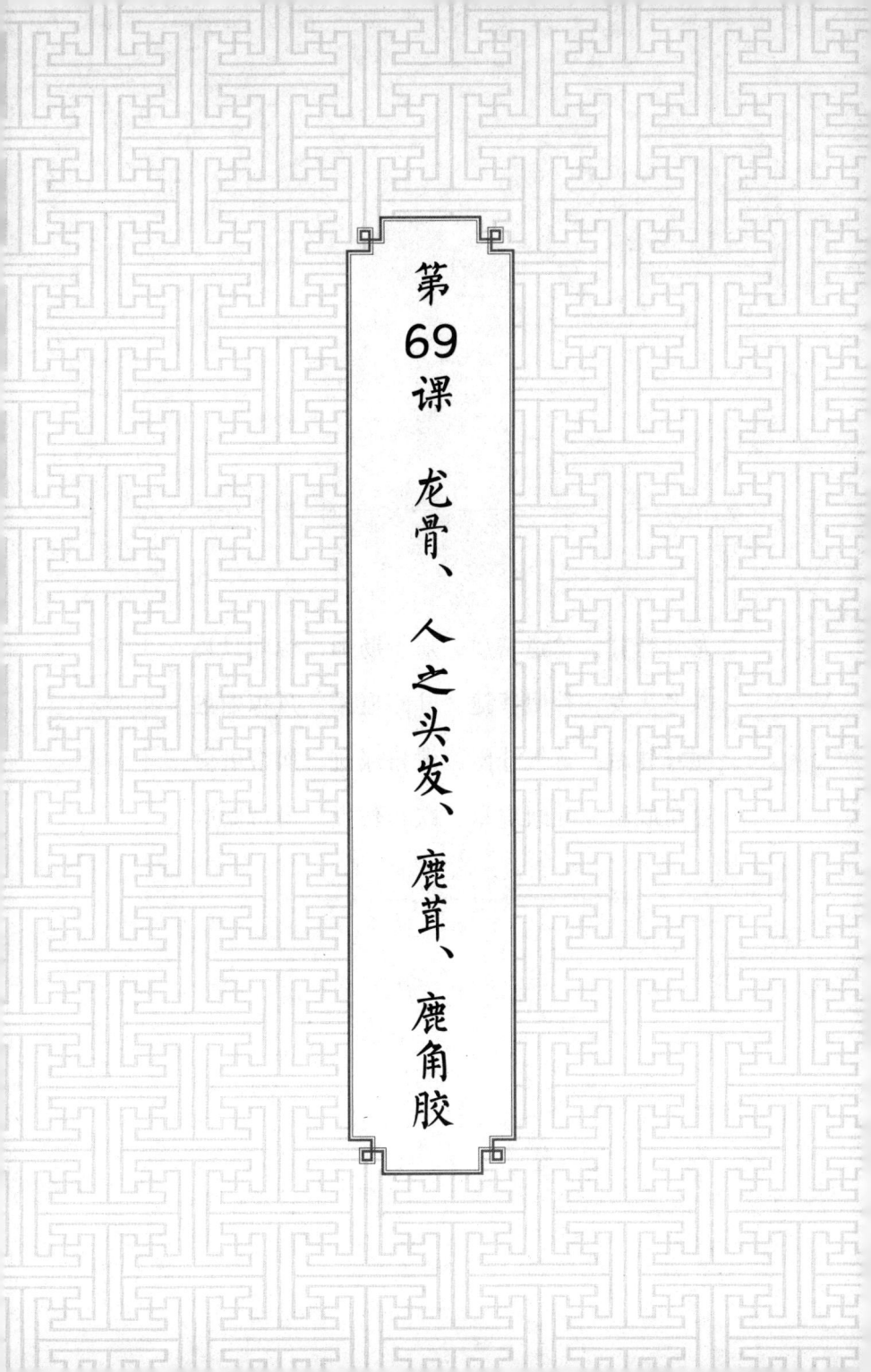

第69课 龙骨、人之头发、鹿茸、鹿角胶

龙骨味甘，梦遗精泄，崩带肠痈，惊痫风热。

人之头发，补阴甚捷，吐衄血晕，风惊痫热。

鹿茸甘温，益气补阳，泄精尿血，崩带堪尝。

鹿角胶温，吐衄虚羸，跌仆伤损，崩带安胎。

1月12日

晴

湖心亭公园

准备好没有？《药性歌括四百味》，今天看看哪四味？

我们夏天的时候，四五点有人来排队，六点就开诊，而冬天的时候，七点左右才开诊、开讲。为什么呢？我们要听领导的。哈哈。

一个人在单位如果不听领导的，他会怎么样呢？干活不由东，累死也无功。以前将领导叫作东家，而且下面人干活就要听东家的，那为什么叫东家呢？因为东象征着旭日东升。东家一词比领导更有味道。

谁是我们的大东家呢？太阳就是大东家。所以不听领导的话，第一个后果是委屈，第二个可能会被炒鱿鱼。

我们人类生活在这个地球上,地球就是领导,又生活在太阳系,那么太阳就是大领导。

如果一个人不听太阳的话,会怎么样呢?可能会被太阳炒鱿鱼,炒到太阳系外去。哈哈。

太阳起来,我们就跟着一起起来。太阳落下,我们就别再折腾了。

《黄帝内经》中最大的养生叫"四气调神论",大意是说要顺应四时节气去调理人体的三宝——神、精、气。

怎样顺应呢?春夏天早上太阳升起得早,人要早点起来,秋冬天尤其冬天闭藏,不要耗散阳气,早卧晚起。冬三月早早就要睡觉,要睡得日迟迟,但也不要太迟,迟到中午12点也不行,那就不是养生了。大家迟到太阳微微露光出来,就可以了。养生跟着太阳走总没错。

我们今天先讲龙骨。

龙骨味甘。龙骨的性味是甘甜的。

梦遗精泄。遗精或者漏汗可以用龙骨治疗。

我治疗过一例最顽固的漏汗,患者走路,汗

水都会"滴答、滴答"掉下来，吃饭满脸都是汗，而且出汗以后人很虚很累。

我用桂枝、甘草、龙骨、牡蛎四味药加进四逆散，疏肝解郁，温阳固摄。几剂药吃下去，患者走路吃饭时，汗就没掉那么厉害了。

我由此还想到龙骨可以封藏巩固住人体的气血津液。汗为血之余，一个人大汗就容易出血，微汗就容易活血化瘀。

练功家有一句话叫：大动不如小动，小动不如微动。这是最好的养生方法。

崩带肠痈。崩漏带下这类收敛固涩不了的病证，龙骨可以收敛。

龙骨对于溃疡溃烂久不愈，也有生肌收敛之功。所以一些疮口很难好的病证，治疗时就可以加些龙骨进去，疮口可以很快愈合。

惊痫风热。什么叫惊痫风热？很多孩子惊慌失措，包括有些小孩子癫痫发作，或到外面去玩被鞭炮声等惊吓到，回来就发热，身体不舒服。

我遇到过一些很难治的小儿病，后来我才得

知难治的原因。

其中一个小孩家住在炸石场旁边,我就知道了,病根不除,病象就不去。孩子家长说小孩莫名其妙之间,不知不觉之间就被惊吓。

《黄帝内经》讲怒则气上,惊则气乱。小孩子在炸石场附近,经常听到爆破的声音,一惊吓了气就乱了。

这个情绪与气的变化你们要烂熟于胸,恐则气下,思则气结。

你们读书老是埋头苦读,不行!思久了脾胃都气结,到时候发育都不良。

以前有句话叫"肥和尚,瘦书生"。和尚吃素都会肥,瘦书生吃肉都会瘦,肥不起来。因为书生经常思虑过度,想太多;而和尚心宽体胖。所以书生要学和尚,学他心宽体胖就有福气;和尚也要学一点书生之气,学他入世救济就不会得三高,哈哈!

好,我们继续看这个孩子,后来我让孩子妈妈把孩子带到娘家去住,才住三天孩子发热自动退掉，没吃其他药就没事了。

后来，孩子很长时间都不得这些怪病，所以我说碰到怪病我有办法，关键是你听不听得进去，或换不换地方。

我听说种花草的人，当花草、花苗烂根长不好的时候，他们就会换泥土。小盆换大盆，再换些腐殖土进去，花就立马焕发生机。哈哈～人挪活，树挪死，树要活，先要培土。

如果身体皮肤溃烂、湿疮，流脓水怎么办？就用煅龙骨加上枯矾治疗，两味药都是干燥收敛的。将两味药研粉装进罐子里，遇到劳动人民干活劳损导致脚烂湿疮或流脓水久不愈，让其敷在脚上，那些湿疮脓水甚至割伤出血都会止住。这两味药就是"止血止疮粉"，效果很好的。

好！我们再看前面课上讲牡蛎的时候，我跟大家提到龙骨、牡蛎是重镇安神的药物。那么我们碰到一些癫狂的患者，要怎么让他吃药呢？

有些癫狂发作的人，药一灌到他嘴里，他就吐到喂药人的脸上，根本没办法进药。这时我们

要学《孙子兵法》的"明修栈道,暗度陈仓"。我们表面给他做饭,实际上在饭里下药。哈哈~

龙骨和牡蛎打成的粉末撒在菜里,或者用其煮过的水放在菜里。患者吃着感觉味道怪怪的,但还是可以吃。这样吃半个月下来,癫狂就能见好了。

这是用智慧解决一些患者吃药难甚至不吃药的问题。哈哈。

龙骨对于血压高,有直接重镇降压之效。如果有人觉得最近压力特别大,要爆炸了,就到田里挑担负重,压力自然就下来。

有一个老总压力特别大,看到楼就想跳,有严重自杀倾向。一个人即使几亿身家也还是有这种情况,怎么办呢?可以先让他去负重爬山,负重去游街串巷。

我之前说今年坐诊一年后,明年就要游诊一年。为什么呢?

前面已经讲过,做不好就要坐,做得好就要走。这个"坐"也是有学问的。以前在寺里,小和尚在老师父那里学东西,师父一看他打坐都坐不好,就把他关在寺里。等他能够过了木人桩及三十六房的功夫,就赶他到山下去游历,留都不留他。哈哈哈。

这就是境界到了就要出外参访游访,没到境界乖乖躲在鸡蛋壳里的原因。蛋壳太早打破了,本来可以变成小鸡的,却变成了食物。

有些人没学成技巧,就想打破蛋壳,最后一事无成。

有个弟子还没学成技巧就说:"师父,我好像已经超越你,我要走了。"

师父说:"好,你临走前我教你,跟你讲最后一点东西。"于是,师父把他带到山洞里,遮掩物一拨开来说:"你看,这就是我练坏的剑。"

哇!一山洞全部都是剑,百余把通通是师父练坏的,而他只练坏了三五把。他立马惭愧低下头。所以说:"姜还是老的辣。"

弟子留了下来继续练。当他练破一百把剑的时候,却说:"师父我不走。"因为他的弟子已经满天下。哈哈哈!

好!我们接着看下一味药。哎呀!一看,愣住了!人的头发也是药。

人发,发为血之余,故又叫血余,如果煅过后就叫血余炭。

你如果不懂中医,中国话都讲不明白。哈哈~所以懂点中医也会更理解很多中国话,一下子就知道发为血之余。

什么样的人头发会长得好?心静下来,指甲和头发都会长得很好。心静的人血就会充足,血充足了,就能够润泽毛发。所以说心静长头发。

人之头发,补阴甚捷。人的头发能非常快速补阴分。

有个"化血丹",专用于阴伤、吐血、鼻血、崩漏、出血。不管上中下哪个地方出血,化血丹都可以止血。

吐衄血晕,风惊痫热。血余可用于惊痫发热,现在临床上比较少用,但是血余还有补阴利尿之功,可以把小便利出来。所以治疗小便带血用点血余效果会非常好。

血余烧炭存性以后,配酒调服可以治疗老是长不好的疮口。烧炭代表什么?代表收敛、结痂。再用酒活血化瘀,可以产生活血而不留瘀的效果。

胃部溃疡、出血,如有些人胃镜检查出胃溃疡出血,而且还有好几个点出血,这时用血余炭温水送服,可以把胃部的溃烂治好。

我常说天底下哪里都有药,包括人的身体上都有药,哈哈哈,这就是中医很厉害的地方。

好!我们接着来看。那天浇菜,你们当中哪个学生我忘了,他使劲地往菜叶上面泼水,一泼菜叶就断了。

我跟他讲,己所不欲,勿施于物。哈哈。就是你们自己都不喜欢像灌地鼠一样喝水,你们就别让菜也像那样喝水。

我们用心去感受植物的需要,是上等养生。如果你们挖淮山铲来铲去,最后挖出来都是七零八碎的,或者浇菜时将菜苗弄得东倒西歪的,这都是养生境界低的表现。

好，我们再接着讲。

鹿茸甘温。鹿茸性甘温。

鹿喜欢活跃在哪些地方？活跃在高山、高原，角还在它头顶上。鹿茸是通督脉的，上达巅顶。

老师传我一个秘诀，他说除非是十年、八年不愈的头痛，他一般不会用鹿茸。

他会在逍遥散里加点鹿茸，患者头痛吃上一两剂就好，不能多吃。逍遥散为什么加鹿茸呢？逍遥散能行胸间的气，加鹿茸后气就能上达巅顶。

如果是血压高或者愤怒、急躁的人，千万别服用鹿茸。

我碰到好几例患者因服用鹿茸而来看诊。多是家里老人以为自己年老体虚，儿子听保健公司或药房的推荐给他买鹿茸酒补虚，老人补益后眼睛就流血，差点看不见。

这种情况赶紧让其用大黄甘草汤去解，如果家里有萝卜，也可以将萝卜急嚼下去，或者吃几天清淡的素食收敛。

如果出血很厉害的老人，赶紧将大黄、甘草

各10克泡茶喝下去，大便一排，血气就收。

所以大家18岁以前，甚至30岁以前，都不要轻易碰鹿茸。

碰了会怎么样呢？鹿茸是上达顶角之物，碰了以后年老了就会很辛苦。我跟你们讲，温阳药不要轻易用在小孩子身上。

以前洛阳那些地方，擅种花的园丁们都有一个绝招，他们想要花什么时候开，花就什么时候开。一般花要等春夏之际才可能开放，但花匠将开花时间可以提前至早春。花一吸饱气，花儿就很热烈地绽放，但是这种花一开过后，就死掉了。

如果花是应运节气而开，即使花谢了，苗还不断长。

人也是一样。一些人服用壮阳药、兴奋药过后，当时很灿烂，红光满面，但年老过后，容易骨质疏松、股骨头坏死。所以别贪图壮阳药各方面的好处，它可能有无尽的弊端。

少年不能发育太早，这就像花早发者必早谢，而我们是要赢在未来。

很多急功近利的人就是这样，什么事情或东西就想一下子就学到、学会，这种心态不好。

益气补阳。鹿茸可以补益气血，壮阳气。阳是主往上走的，阳生阴长。

我们当地有一位在大腿长了烂疮的患者，烂到骨头，流出白色的脓水。医生说疮太大太深了，要把腿截掉，患者自然不会轻易放弃。

身体发肤受之父母，不敢有损。大多数人动手术的时候就这样讲，平时喝酒乱来的时候就不知道说。

幸好这位患者运气好，他找到当地的一位草医求治。医生让他服用阳和汤加黄芪，并重用黄芪、鹿角胶和鹿茸。

后来他腿上疮口脓水就止住了。服药半个多月后，疮口渐渐从里面往外长，病渐好。两个多月后他就能下地走路，全好了。中医药救了他一条腿。

补气升阳后阴血会长。所以我们碰到一些严重溃烂久不愈且流出的脓水已经清稀的患者，清稀为寒，那就可以用补气益阳的鹿茸。

泄精尿血。尿血泄精，精华外漏，白带量多的患者可以用它升阳。

阳升以后，阴随阳升，精华就会随之而上。有些老人平时尿多，晚上起床频繁，甚至有些患者遗尿，或咳嗽尿出，就喝一点鹿茸酒助升阳气。气一升起来，一觉到天亮。所以对于阴寒的患者来说，适当使用鹿茸有好处。

崩带堪尝。崩漏带下虚寒者可以用。

好，我们再接着看。上次不是有小贼去偷阿叔的甘蔗吗？阿叔骂得很厉害，我劝他："大人不计小人过。"

阿叔说："他偷去卖了，这不行啊。"

我说："好，那他偷多少，我给你垫上吧。"

然后他就说："不行不行，又不是你拿的。"

我说的大人不计小人过，并不是真的高明。大人能担小人的罪过才是真高明。

大家学经典学得很多，但是做得很少，这个等于白学。

我想，只有大人帮小孩子擦屁股，只有健康人为残疾人擦屁股。这一境一转再去帮人，就不会觉得吃亏。

鹿角胶温。鹿角胶就是用鹿角熬炼成的胶，带有养血的效果。

血是柔润的，所以熬制的鹿角胶、龟板胶都是滋阴的。

吐衄虚羸。很虚弱或流鼻血、吐血的患者可以用它。阿胶、鹿角胶可以治疗皮下出血。

有一个小孩子患有紫癜，皮下出血，跑几步路就没有力气或呼吸不畅了，阳不够阴血又不足。鹿角胶、阿胶两味胶质药放在一起，烊化成水服用后，皮下出血就收住了。

跌仆伤损。跌打损伤后身体局部会出血，很需要去修复。

鹿角有个特点，它的再生能力很强，即使被砍掉了，也会很快长出来。凡处于督脉之巅顶的药物，再生能力很强。

跌打伤就要提高身体的再生再造能力，所以

对于老年人骨质疏松可以提高再造能力。跌仆伤的后期可以用这些再生能力强的药物，可以帮助阳生阴长。

　　崩带安胎。崩漏带下、胎元不固可以考虑用它。

　　其中用鹿角胶最厉害的就是阳和汤。刚才我们讲过了阳和汤是专门治疗阴疽的。身体出现烂疮，只要疮面温度低于皮肤温度，流的脓水是清的就可以用阳和汤。它可以让溃烂处愈合。

　　好！今天就到这里，更多精彩待明天。

第70课 腽肭脐、紫河车、枫香、檀香

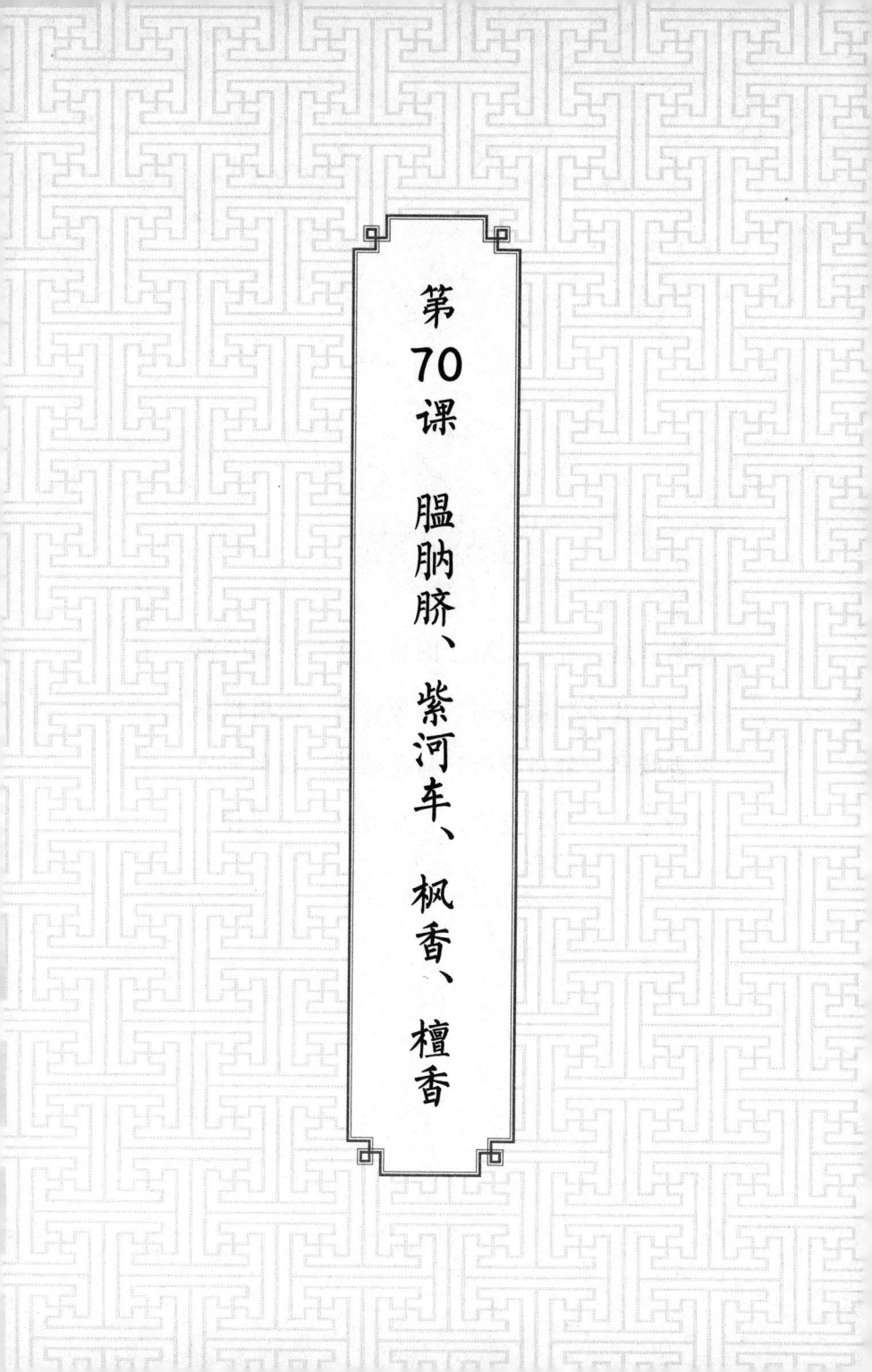

腽肭脐热，补益元阳，固精起痿，痃癖劳伤。
紫河车甘，疗诸虚损，劳瘵骨蒸，滋培根本。
枫香味辛，外科要药，瘙疮瘾疹，齿痛亦可。
檀香味辛，开胃进食，霍乱腹痛，中恶秽气。

1月13日

霜降

湖心亭公园

好!《药性歌括四百味》,今天看看哪四味?

这次神手过来的话,我们每天一景点,寓教于乐,要在快乐游走中把知识学到手。

那天我们去爬越高山天堂湖子村,回想一下路程,我一路上任何地点停歇没有超过5分钟。

因为想要攀上湖子之峰,途中停留不能太多。我们想要达到医学、艺术、文学的巅峰,应酬绝对不能太多。应酬太多那叫做生意。

话太多了,那叫闲聊,所以大家去农场里就不能拉家常,拉家常、话天南地北到处都可以。而在农场呢,我们要练功夫。

因此,干活闲话不多说。我不要求在农场大家种多少菜,要干多少活,第一就是要把身体练好,这也是最重要的。

腽肭脐就是海狗肾。海狗肾有什么作用呢？

腽肭脐热。腽肭脐性热。凡热类的药能够驱散寒冷。

补益元阳。腽肭脐是补阳药，如果男子生育功能不太好，阳虚，可以用腽肭脐（海狗肾）补益肾精或肾阳。

固精起痿。腽肭脐可以巩固人体的精血，让周身痿软、腰膝冷痛的患者能站起来。

一个"起"字就很厉害，人生病严重了就叫病倒了。如果人健康，他就可以昂首挺胸站起来。

大家可以注意观察，小孩子一般不喜欢坐，蹦跶蹦跶的，因为他阳气是起来的。中年人呢？喜欢走不喜欢跑，因为他阳气已经有点下去了。到中老年人就喜欢卧，喜欢买很舒服的椅子躺卧在那里。

从这个趋势看来，人是一步一步归土的。所以要想防老，就要反其道而行，把归土速度减缓，就逆生长了。

我们有办法，一方面服用一些暖阳的药，让身体阳气蒸腾，另一方面练功，如我们的壁虎游龙功等。

把气练到脚上，就不会看到凳子屁股就想坐。那些看到凳子屁股就想坐的人，一般是阳气不足。

以前千里马不病不死，都不躺下，甚至睡觉都是站着睡，所以它能日行千里。以前老师傅写了一首偈，很有味道。

海南青龙马，性烈如猛虎。日行千里外，夜需一寸土。谁能悟此技，就很靠近悟道的边缘。

马有很烈的性子，但是又很镇定，轻易不会乱来。一天可以行走千里外，晚上只需要一寸土，它就可以安静下来，这就叫动静结合。

我们要学千里马，安静的时候一寸土就够了。我们还要动如脱兔，静若处子。而那些只能动，不能静的人就属于多动、躁动。能静又不能动的就属于懒惰。动静结合才是真正的练身高手。

疙癖劳伤。患者身体有包块积聚劳伤可以用腽肭脐。

以前有一个海狗肾丸，由人参、鹿茸、腽肭脐组成，对中老年人体衰，效果还不错。

但我们一般很少用动物药，现在有不少患者用腽肭脐来泡酒治疗不孕不育。阳生阴长，腽肭脐是补阳的，阳气足了，阴成形了，精子的数目就会繁衍很多。

我们接着看，你们知道什么叫作真好学吗？真好学的人，就像现在天寒地冻下霜了，他也会第一个赶到。

即使是相隔千里，如远在湖南株洲的朋友，她的笔记本记得满满的。她每天的第一件事情就是打开公众号，不是简单地浏览一遍，而是认认真真地记录下来。

所以读书光看不写，就是白学。既要看也要写，就像去摘玉米，筐子、袋子都要带。没带的话，那就光摘不存了。

当时我在老师那里学医，发现自己能够受益那么大，没有其他秘诀，就是对医学学习"如饥似渴"。

你们只要真如饥似渴，老师冲的淡茶水你们都会品得赞不绝口。如果你们对医学、功法或者锻炼身体还不够如饥似渴，那老师教你们的秘诀、绝技，你们都不会当回事儿。

所以大家来学东西，我主要看你们有没有如饥似渴的学习心态，如果没有，我觉得你们还没入门。

"如饥似渴"，你们会为法忘躯呀！这样凿壁偷光，悬梁刺股这些精彩的典故就会出现在你们身上。

古人的典故不是拿来讲的，而是拿来做的。大家一起看了《伤精病象图》，里面讲的锻炼身体的奇术、奇招，其中就有负重之法。

你们或许还在犹豫，银华一来，自动就负重照做了。这叫什么？这叫上士闻道勤而行之。哈哈。

这样一听到好的建议就立马做，就有了速度。速度决定力量，这样慢慢就会拥有治病的力量，救人的力量。

中士闻道，若存若亡。哎呀，背那个像龟壳

一样那么重的东西,有没有用呢?

练功的时候心存疑虑,最后走的时候还是没有功力地走了。

下士闻道,大笑之,不足以为道。一看负重练功不是没事找事嘛。这样的心态,什么东西也得不到。

以前我最喜欢看一本漫画——七龙珠。这个可以反复讲,大家看漫画,沉浸在漫画的世界里,只是读者。而大家能够理解漫画,将漫画中的道理为自己所用,那就是个智者。读者跟智者有区别。

漫画中龟仙人教孙悟空跟小林子去锄地,参加天下第一武术大会——武刀会。两人跟随龟仙人学武,龟仙人把几十斤的重甲背在他们身上,没有教他们任何功夫,就让他们去耕田种地,等他们能够把大石头推动的时候再教功夫。

其实龟仙人也推不动。哈哈~他们送快递经过独木桥也要背着重甲,而且他们铲土不是用铲子铲,而是用手不断地铲。

就这样到最后他们真的能够推动石头了,龟

仙人吓了一跳。两人欣喜地说："师傅可以教我武艺了。"师傅其实已经没有什么东西可以教他们了。哈哈～

龟甲一卸下，他们一跳不小心头就撞到风扇去了，撞到天顶去了。

功夫就是负重练来的,不负重就不会有定力！

你看船在大海中航行，一下子大风来了要被吹倒，赶紧干什么？抛锚。锚抛到海底，船就能固定住，不会随波逐流。

人心性不定，要进行负重训练才效果好。你们背个背囊或书包，别以为那是负担，从修炼者的角度来看，那是助力。

他们两个很感恩那副龟壳，因为虽然没有练功夫，但他们认为干农活也是练功夫了，而且他们参加武刀大会已然是数一数二的人物。所以那一段很精彩！

好！我们再看紫河车，你们知道什么是紫河车吗？脐带胎盘。这也能入药吗？我告诉你，它不仅能入药，还是一味大好药。

以前有一位怀不上孩子的妇人，到医院检查说因为子宫畸形，没办法怀。怎么办？

一个老中医教她服用胎盘，以形补形，并告知服食之法，然后叫她跟医院联系，凡是健康的妇女生完孩子的胎盘不要的，要丢掉的，叫护士赶紧收好留给她。

妇人将胎盘烘干研磨成粉来服用，连服三四个月。半年后，妇人就怀上孩子，最后孩子是正常顺产。哈哈～

这是很厉害的一味药，所以我说医院丢弃的东西也可以成为好药。

紫河车甘。甘甜益力能生肌肉，紫河车能够生长肌肉。

疗诸虚损。它可以治疗各类的虚弱劳损。

疗虚损用河车大造丸。一位患者头晕目眩，四肢无力，床都起不来，很难受，讲话都有气无力。年老体衰的患者，河车大造丸吃下去就能下床活动了，再锻炼就更好了。

痨瘵骨蒸。它可以治疗喘嗽后期，身体虚劳，骨头里都觉得蒸蒸发热的病证。

滋培根本。人的根本在哪里？有两个地方。先天之本是肾，后天之本在脾胃。

紫河车是肌肉组织之类的药物，甘入脾胃，又因其能繁衍后代入是肾，所以紫河车先后天并补，又叫滋培根本。

一个人身体好不好，看先天、后天。先天可以理解为汽车出厂的质量。后天就是你们怎么去使用这辆汽车。

汽车能不能用得久，一看出厂时的品质高不高，第二看汽车在谁的手中用。

在会用的人手中，汽车可以用得很久，即使二手的也可以保养得很好；而在不会用的人手中，即使是世界上最好的车，不用多少天就七零八碎。

真正的养生者相信命，汽车出厂的品质就是它的命。但是他们也相信人能够掌握命运，相信汽车在自己手中可以用得更好，更长久。

宿命论对不对？对一部分。除了这个，还有一个掌控论。

先天不足的，我们可以调养后天。像刚才讲的子宫畸形患者，虚劳患者都可以通过培补后天滋养先天，从而改变困境。

好，我们再看枫香子。

枫香味辛。凡带香字的药物，一般善于走散。隔老远就闻到香味，因为香气善于走散。辛香定痛祛寒湿。

凡是辛香之品，如山鸡椒、羌活、木香都能够定痛，能够去掉身体的寒湿。

曾经有一位肋痛患者痛得不得了，怎么办？

我说："教你一招，搞点木香再配点郁金一起打成粉，制成颠倒木金丸，吃几次就好。"

患者十几块钱的药还没吃完就好了，他感慨说肋痛在大医院治了很久都没有好。

我告诉他："这是行气散，辛香定痛祛寒湿很好用！"

外科要药。枫香是外科的要药。

外科肌肉溃烂，皮肤湿疹流脓水，用枫香敷上去就有效。

特别是牙齿很疼痛的，因其辛香能定痛，将其研成粉末按在牙齿上，就可以止住疼痛。

瘙痒瘾疹。小孩子痒得不得了了，比如身体上长了许多荨麻疹。

就就用枫香脂配合黄柏或其他解毒之类的药物，打成粉，涂在瘙痒处，就能止痒。

如果碰到恶疮怎么办？

严重的瘰疬要用拔毒的松香配合蓖麻子制成膏，敷下去就可以拔毒。

好！我们再看。你们知道做任何事情的自信从哪里来吗？

自信取决于热爱。有了热爱就会对它感兴趣，慢慢地这一技能就会增加一个人的自信。

这个技能、能力还来源于专注。所以有些人羡慕别人能力那么强，其实这是在"果"上羡慕，真羡慕人要在"因"上羡慕。羡慕他做任何事情都专注，这个就很高明。

好！大家继续看檀香。檀香可以做佛珠，也可以入药。

檀香味辛。它也是辛香定痛的。

开胃进食。檀香香味浓郁,可以开胃进食。我上次跟你们讲过,一个人他不用药房抓的药,就用智慧可以把病治好。下面就是一例。

有一个经常帮别人打工的长工,还帮别人拉车,得了严重的胃气痛,经常痛得跑不了,家又一贫如洗,连吃药的钱都没有。

他去找到医生说:"医生你能不能帮我治好病,又让我不用花钱。"哈哈哈哈~这真是给医生出了一个难题。

医生却说:"好。我知道有户人家正在打造家具,你去他家讨要一点家具的碎末,将其跟姜一起研成末服用。"

结果患者吃了十来天,多年陈寒胃冷痛全好了。他不解地去问医生,为什么用锯末都能治好病?

医生说:"你别以为那是锯末,其实有钱人家里都是用檀香、沉香木来去打造一些家具,剩下的那些碎末就不要了。"

哇！原来他拿来的锯末是治胃病的神药。檀香开胃进食，还能活血化瘀。

霍乱腹痛。有一位患者，一吃饱心脏就痛，很难受，这种叫心胃痛。一般胃药搞不定，我用四逆散加丹参饮帮他治疗。

丹参饮即丹参、檀香、砂仁三味药。砂仁暖胃，檀香行气，丹参活血。所以丹参饮行气活血又暖胃。

结果患者吃了三剂药后，心胃痛到现在都没发作。心胃气痛，不仅要调心脏，也要调胃。

中恶秽气。当你们吃了那些不干净的、冷冻的、隔夜的饮料食物，肚子痛、呕吐或者泄泻，用檀香配合一些陈皮、藿香之品就可治疗。

如果是饮食不下，即古代有一种症叫"噎膈症"，东西都吞不下喉咙，怎么办呢？檀香打成粉剂后，人参汤送服。

将檀香、沉香丢到水里会怎么样？跟一般的木材不同，它们会沉下去，而且将其服到人体内，香气是下沉丹田的。

沉香、檀香粉再跟参粉配在一起能补气、下气。

有些人到垂老的时候身体弱，气都吸不进身体，而且刚去世的人或将死之人是有出气，没进气。

人生最苦的不是吃不下饭，是气都吸不进。哈哈，这是最苦的，那个时候是生死关头。

为什么平时要叫你们猛练壁虎游龙功？到时候真的碰到生命危难的时刻，多吸一口气就有生存的希望。

壁虎临危之时断尾后又可以再长出尾巴来。古代的蛤蚧、壁虎之类的生物，走路是用爪尖的，它们一般寿命比较长。

俗话说猫有九条命，猫走路也是用爪尖轻盈点走。我们练壁虎游龙到一定程度，身体轻盈，呼吸顺畅，可以少生很多病，多活很多年。

纳气归田可以延续生命，可以在危难的时候救急，所以我们要把这个功夫练好。

好，今天就讲到这里，更多精彩在明天吧。

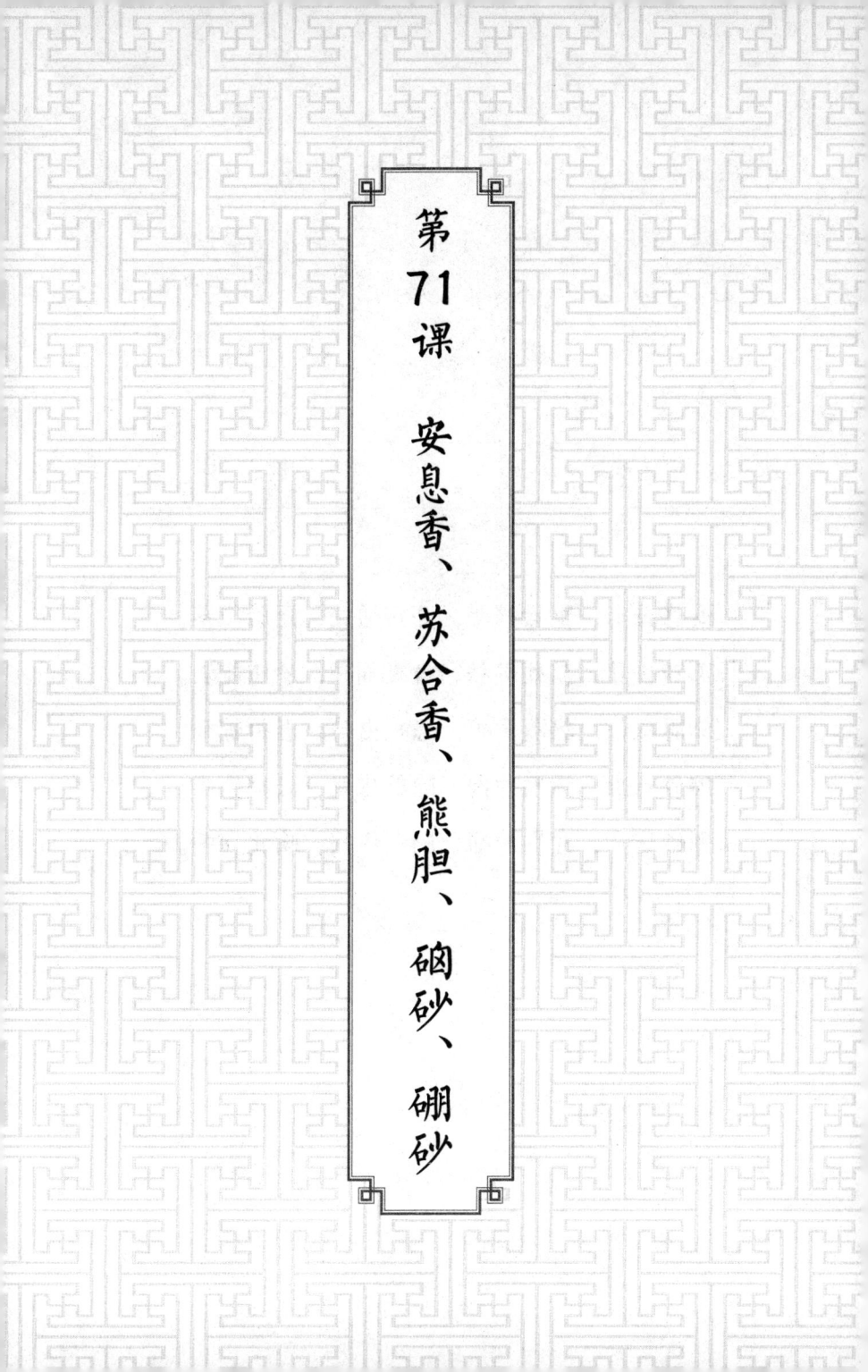

第71课 安息香、苏合香、熊胆、硇砂、硼砂

安息香辛，驱除秽恶，开窍通关，死胎能落。
苏和香甘，祛痰辟秽，蛊毒痫痉，梦魇能去。
熊胆味苦，热蒸黄疸，恶疮虫痔，五疳惊痫。
硇砂有毒，溃痈烂肉，除翳生肌，破癥消毒。
硼砂味辛，疗喉肿痛，膈上热痰，噙化立中。

1月14日

晴

湖心亭公园

好！《药性歌括四百味》，今天看看哪四味？

我骑车到珍仔围的时候，有一位老叔突然拉着我，他说："你别走，你别走。"

我跟他逗趣说："为什么？看好病了就别找我了。"

阿叔跟我说他有一个治疗肺纤维化的方子，并说这个方子本来是他们家族拿来赚钱的，但后来发现，第一是要救的患者太少，第二本来方子就是拿来救人的，不能拿来赚钱。

这个方子就是用杏仁、胡椒各七粒，土鳖虫两钱，鸡胆四个一起捣烂成黏黏的东西，然后贴到涌泉穴（男左女右），每天三次，不要洗澡，不要吹风，不要食用酒腥之物。

这样肺肝里的脏腑污垢会通通汇聚到涌泉穴，有些人要小心脚底出脓水，但不用害怕，脓水结痂会好得更快，身体也会好得更快。

阿叔说这是一个独门的秘方，是救了将近50条命的方子。至于效果到底如何，还要实践才能得知。

阿叔和我一共讲了四个方子，今天只悄悄地讲一个，另外三个我们留着慢慢分享。

我认为我们学到的东西要懂得分享交给别人，赚到的东西要懂得送些给大家，这样人缘会很好，天底下的秘方才有可能为我们所用。

因为我懂得分享，所以我走路会有人主动拉着我的手说有秘方要给我。当你们秉天地公道，正道而行的时候，天地的力量也自动会加到你们身上。

安息香辛。安息香是辛的，香类药有个特点，即能走窜。

安息香辛香善走，能够止痛，特别是对于严重的胃痛有很好的疗效。胃痛的时候将安息香捣烂了敷在患处就可以安息疼痛，所以名为安息香。痛证常用香类药，因为不通则痛，通则不痛。

驱除秽恶。安息香可以驱除掉那些污秽恶浊。

以前打仗最怕受伤，受伤感染后容易出现流脓或疮口分泌物增多，很多患者身体就受不了了。

大家都看过《水浒传》，梁山好汉打哪里就在哪里赢，后来有一次一百零八位好汉去掉七十多位，为什么呢？

本来可以不用死掉这么多人的，就因为走了一个人——安道全，不然最起码可以救回二三十人。

安道全跑去当皇帝的御医了。而之前每次出去打仗，好汉们受再重的伤回来，他调药帮大家接骨疗伤后就没事了。

突然间没有了这位医林高手了，大家新伤加旧疾，一次就有三分之二的好汉医治不及去世。

所以每部武侠小说都少不了医生，甚至每个大的团队企业都少不了医生，医生虽然没有偏颇哪一方，但可见他们的重要性。

以前打仗有规定，双方打仗，只要碰到佩戴十字架、头上戴着医帽和穿白褂的人，绝对不可以向他开枪，即不能伤害对方的军医（医生），而且医生也不会去伤害敌人。

医生上战场，自己人的伤救，敌人的伤也救。敌人救活了可以当俘虏嘛。哈哈～这有助于双方的事情。

什么是医生？医生并不是一个职业，不是简简单单地医治身体，而是能够医治生命生灵的，从这个角度理解就不一样了。

好！扯远了，安道全去做皇帝的御医，对于梁山好汉那不是损失一员干将，而是损失一个灵魂。

林冲的背疮，基本上很难救得过来，还有很多见骨的刀伤更难治愈。再看关羽伤得那么厉害，华佗帮他刮骨疗毒，他照样活过来了。

大腿、胳膊上的烂疮、毒疮，用军队中很常用的安息香打粉以后敷上去，那些秽恶就会被拔出来。

疮疡热久，以及糖尿病烂脚不能收口的患者，可以练壁虎游龙功,将气血引向下肢,再用安息香外敷就可以拔毒外出,有助于疮疡收口。

开窍通关。这个功效太厉害了。

据我的分析考察,中老年人死亡率最高的时间段分别是冬至、夏至节气交换前后两三天。古人的节气时令制定得非常厉害,大家认为节气交换只是过节,以为那是一种喜庆,其实过节是一个挑战。

这就像车突然间要调档、换档一样。开车的人如果体能、体力不够,档换不过去,车就熄火了或出故障了。

节就如一个减速带,车走过去一上一下晃动。车是这样,人亦是如此。

我们当地有一位风水先生,80多岁还去外面帮人家选地方。有一次坐车碰到减速带,车子开得很快,一下子颠簸很剧烈,老人家腰骨齐断,后来没多久就去世了。

节,又可称作节点。节又分小节和大节。古人根据自然规律将一年分为多个节气。

太阳、地球都会旋转，地球除自转还要围着太阳旋转。因各方面因素，人们发现，冬至地球位于近日点，夏至地球位于远日点。所以这两个是大节。

地球转到离太阳最近的前后几天有些人身体就受不了，这就是过一个冬节。

老年人在冬至前后最难熬，多半是因为他们心脏不好了。

有一个可以让老年人多活几年的方法，每逢过节前后，让他们含服速效救心丹或者保心丸，最好是晚上睡觉的时候含几粒下去，放松地睡眠。这样晚上血管通开了就没事了。

有一位心肌炎的患者，他偶尔会心绞痛，以为自己才50多岁没事，还没做太公呢，所以偶尔胸闷了，也没有去特别理会、注意。

结果刚好碰到过节，这位患者睡着后再也没有醒过来，后来他家里人很后悔。

听了老师讲的，凡是逢到过节遇到有心肌炎的患者，就让他服用救心丹或其他对症的药物，不要多，几个就行。特别是感到状态不佳的时候，含服几粒就舒服了。

这是我关于过节用药的一点经验，不是从别的地方看来的，是自己坐在一个安静的地方悟出来的。你们是得到了这个秘密的第一手人。

安息香可以开人体的孔窍，含有安息香的至宝丹、苏合香丸就是治疗心脏的节（心急绞痛）的良药。

心脏搭桥，就是血液过不了节，要搭桥才能通过。这些梗死手术的时间最好是在过节前和服用药物后，这样术后心脏就会比较顺，比较有抗耐打能力。

王清任讲一句话，交节气病，血府逐瘀汤或者通窍活血汤主之。

什么叫交节气病？就说交节气的时候容易得各种病。节气交换时，有人头痛，有人心慌，有人腰痛。

不管是哪种，血府逐瘀汤或通窍活血汤，或苏合香丸都可以起到芳香开窍的作用，让交节气病容易突破过去。

死胎能落。安息香可以落死胎、败浊。

安息香芳香能辟浊，香气往下降的时候，那些浊气就会往外排。安息香跟麝香、冰片、丁香一起合用后，降浊功能特别强。

还有一些妇人产后血晕，血流失多或者瘀血堵了很不舒服，晕晕的，站都站不稳，用安息香跟五灵脂打成粉末，再用点姜汤送服下去，就可以治产后血晕。

我们再接着看。我前面讲过学医治病、学下棋、学写字等方面，就像临摹字帖，不能临摹普通的，要临摹名帖，要向最高的境界看齐。

我们要去登越尖山的时候，大家不要看到下面的矮山就降低了目标，而要永远看着尖山峰顶，以山顶为目标。

你治病或者学下棋，要认真地跟高手过招，即使一直在输，也是在进步。

若是只跟庸手过招，跟小娃子下棋，下一百遍，结果还没进步。所以有的时候做事不是越多遍越好。

上次有人跟我讲，之前有位医生治了近二十年病，治了很多患者，也下了30年棋，下棋的岁月比他的年岁还多，结果医生跟他一对弈，他还让了一个子还是赢了医生。

我说，看来棋艺水平跟年龄没关系，而是跟勇于挑战巅峰的关系更大。

那边的公园好多老人下了50年棋，但你们真狠起劲来学一年半载，可能都会超过他们。

跟高手过招，进步更大。比如老师天天把你们撂倒，结果你们却进步了。

真正聪明的弟子跟师父学功夫，师父天天要把他撂倒，然后他们从中就学到了站起来的技术，学到了各类的攻防之道。

我告诉你们中医讲阴阳，你受多少苦就进多少步，这是肯定的。我从来不去捏软柿子，要跟高手较量，赢就是进步，输了也没关系。

苏合香甘。它是甘甜的，芳香开窍。

祛痰辟秽。苏合香可以祛痰，排出体内的秽物。

一些老年人讲话时我们能听见痰声，痰堵在

喉咙话都讲不出来。这叫作痰迷心窍。讲到这，我还联想到财迷心窍。两者不一定有联系，但老年人多数思虑过多，且多有不舍。

年老戒之在得！他这想要，那也想要，都放不下，最后痰浊在胸也放不下。其实我告诉你们，人活得越长越放得下。

气球因为放得下可以腾空。人因为放得下可以往上面走，放不下就往下面沉。

痰浊等阴邪之物，就可用苏合香这类芳香化浊的药物。

有些人说，吃多肉了或者吃多油腻的东西容易生痰浊，但是有些人吃很多油腻之品也不生痰浊。为什么？

因为他放得下。你们放不开之前就要多吃素食，放得开吃油腻一点都没事。

蛊毒痫痓。你们见过苗族的蛊毒没有？蛊毒多以神秘为世人恐惧，苏合香可以解毒。

另外，你们去有瘴气的地方，必须要带一些芳香植物，特别是岭南地区，现在的冬天还好。

春天去丛林里，林子里积累有一尺高的腐殖土，那些腐叶会放出腐臭之味，有些人一进去就摔下去了。

这时将苏合香丸放到嘴里一含，就可以苏醒过来，然后离开危险。苏合香丸对蛊毒痫痉等证也有效。

梦魇能去。魇是什么？魇从字形上解就是讨厌鬼。当做梦梦到一些鬼怪之物，半夜惊醒过来，服用苏合香可以帮助赶走恶梦。

若人梦到一些过世的亲人，就要用一些芳香之物，如沉香让睡眠能沉一点；安息香让人能神安一点；苏合香则让人从噩梦中苏醒过来。

好，我们接着来看熊胆这味药，我一般都不太想讲，为什么？讲得太好，你们就拼命去买，讲不好又说老师不行。

有句话叫吃了熊心豹子胆。我告诉你，吃了熊心豹子胆，你不一定会胆大。熊胆药性猛烈，一般是救命时才用。

以前有一个人上树去摘龙眼，一不小心掉下

来，浑身疼得动不了，只有眼睛还很辛苦地转动。整个人的气闷结在胸中。

刚好邻村有医生，亲属跑过去叫，医生一听就把熊胆也带过来，化成水给伤者灌下去，药入口没多久，他就醒过来没事了。

大家都知道熊叫什么？大笨熊。熊爬树很奇怪的，爬几下，一不小心扑通一下从树上掉下来，就闷厥了。

熊胆就会自动调节，不用多久，熊就醒过来了。所以熊天生抗击打能力就强。

熊胆味苦。苦能清泄火热，能坚阴。

最近几天我要向天下征书了。因为我之前得到一本古方书，此书让我豁然开朗，可谓奇书。

这本奇书中说明了十二时辰中头、腰、脚、胸、背、手的病证都有对应的方子。十二张方再配合加减。

有一个人外出去看戏，夜里天很暗的时候，他正看着戏台，好似我带你们去看木偶戏，突然间后面有一个人把他后背一拍。

"啊！你来看戏啦？"这一拍他一下子就愣住了，被吓着了。因为他集中精力在看戏，这一拍气血闭住了。他感到浑身不舒服，回到家里睡不着觉。

气闷厥导致他三天睡不着觉，他说他恨死这个人了。后来一听说有这个方子，便请教草医，草医就问他是哪个时辰受惊的。

原来生病的时辰也有对应方。医生又问被拍在何处，知道是背部，就在方中加背部的引药，然后说如果严重，还有秘诀。

这方子一剂吃下去，这个患者就好了。

大家要记得两件事情以后不要做，第一不要在背后吓人，第二不要在背后拍人。人体的气血一下子闷厥了，很多人都缓不过来。

古书写道，如果确实百医难效必须加熊胆。哈哈～也可以理解为最厉害的跌打、惊吓，气闭就用熊胆。

热蒸黄疸。黄疸的患者眼睛发黄或者眼睛红赤，可以服用熊胆退黄。热蒸患者也可以用它。

治疗黄疸用一点点熊胆就够了，米粒大小都不用，化成水点眼睛，黄疸就会退掉。

这是很厉害的！真正的熊胆眼药水，大家有钱也买不了。哈哈。

恶疮虫痔。恶疮、烂疮、寄生虫、痔疮外用熊胆能清热解毒，治热毒疮疡、痔疮肿痛。

五疳惊痫。各类的疳积、惊痫、抽风病证，如老年人喝了酒或者生气以后，怒火冲头导致抽风、眼睛往上瞪，可以服用熊胆。

患者服用熊胆后就恢复正常了，含有熊胆的药品大多可以清热镇惊，降火解毒。

当然如果没有熊胆，竹沥水也可以代替熊胆清热镇惊，或者用竹沥水送服生熊胆。这是给你们一个提醒，不要轻易用熊胆。

我们国家的熊是有限的，而且现在取胆的方式非常残酷。所以我讲动物药一笔带过，精彩之处不能讲太多。

我不希望有人看了我的书后就不用草木药，专用动物药。

好！我们再看硇砂，《药性赋》上讲以硇砂而去积。

硇砂有毒。它有毒，可以以毒攻毒。

脓疮、恶疮、息肉未化脓的时候，硇砂可以消散；已经化脓的，硇砂也可以助那些脓排出。

硇砂直接外贴就可以起效。特别是鼻子长疮或息肉，用硇砂点下去的话，多点几次疮或息肉就会掉下来。

溃痈烂肉，除翳生肌。硇砂能消除那些阻碍在眼睛里的赘肉。

硇砂配合杏仁煮熟以后取汁，就是可以治疗眼内翳障的眼药水。患者如果早点知道这个方法，就不用到老的时候去做白内障手术，甚至患眼疾的人也会少很多。

破癥消毒。那些癥瘕积聚瘰疬，甚至体内有毒浊可以用它。

好！我们再看，你们知道为什么老师能够断除各类琐事的干扰？因为老师一心只有正事要做，一个人没有正事做，才容易受周围人干扰。

有些孩子沉迷手机是因为他没志气,有志气就不会沉迷手机。

没志气砸手机都没有用,他会另外再买一部,这时候就要立志!立志了就可以转移手机。

我发现树的四周有很多草,如果这棵树老跟草在较劲,相互争空间的话,它就可能永远长不大、长不高。而如果它的目标在天上,自动就长高。

过去有很多人跟邻居家争地皮,一尺半尺搞得乌烟瘴气,最后还气出癌症来,这就叫得不偿失。

我们不能只盯着眼前,要往高处走。人家骑自行车,我们就上高速,人家上高速,我们就坐飞机,这样一步一步变得更好。

视野开阔了就可以缺少很多障碍。我最怕旁生枝节,最喜向上一指,向上一指是指每天进步一步,这是千古圣贤都教授不了的学问。

每天都能进步一点,这个孩子将来走出去绝对成才,放哪都是一个能人!

好!我们来看硼砂。硼砂大家都听过,眼药水跟喉风散之类的药物里都含有它,治疗各类疮疮都少不了它。

硼砂味辛。它味辛带凉,是口腔病和喉科病的要药。

什么叫要药?就是少不了它。假如你喉咙痛,硼砂放在口中含化,唾沫不要立马吞下去,就让它直接在喉中,很难忍也别怕,一会儿喉鼻就疏散开来,疼痛也减轻了。

疗喉肿痛。喉咙又肿又痛,东西都吞不下,服用硼砂后,肿痛就消了。

膈上热痰。有些人喝酒过后胸膈以上都是热痰,吐也吐不尽,吞又吞不下。

硼砂一含化痰就下去了,这一般不轻易讲给你们,就怕你们带着硼砂去喝酒,有恃无恐。

人最怕的就是有恃无恐,有恃无恐的人会死得很快。

以前墨子讲,人者,寡不死其所长。意思是很少人不是死于自己的所长。他们一擅长就会骄傲,一骄傲就会目中无人。

我最欣赏的就是一个人在没有技能的时候很

精进拼命，一旦技能成熟，他一点都骄傲不起来，这样的人就是一个人才。不然的话，他只是一个半才。

噙化力中。把硼砂放在嘴里含化，隔上热痰就会立马散掉。

冰硼散就是由冰片、硼砂、玄明粉、朱砂几味药组成，专治咽喉肿痛。

还有治疗一切口疮的白龙丸，治疗鹅口疮的四宝丹，即雄黄、冰片、硼砂、甘草四味药专治疗宝宝的口舌生疮。孩子患了此病后舌头上白色的斑块像雪片一样，所以又叫雪口疮，孩子痛得奶水都不喝。

好！这时用"四宝丹"和蜜水调涂在患处，宝宝的雪片疮就会好，非常有效果，所以硼砂非常好用。

好！我们时间到了，更多精彩在明天！

第72课 朱砂、硫黄、龙脑、芦荟

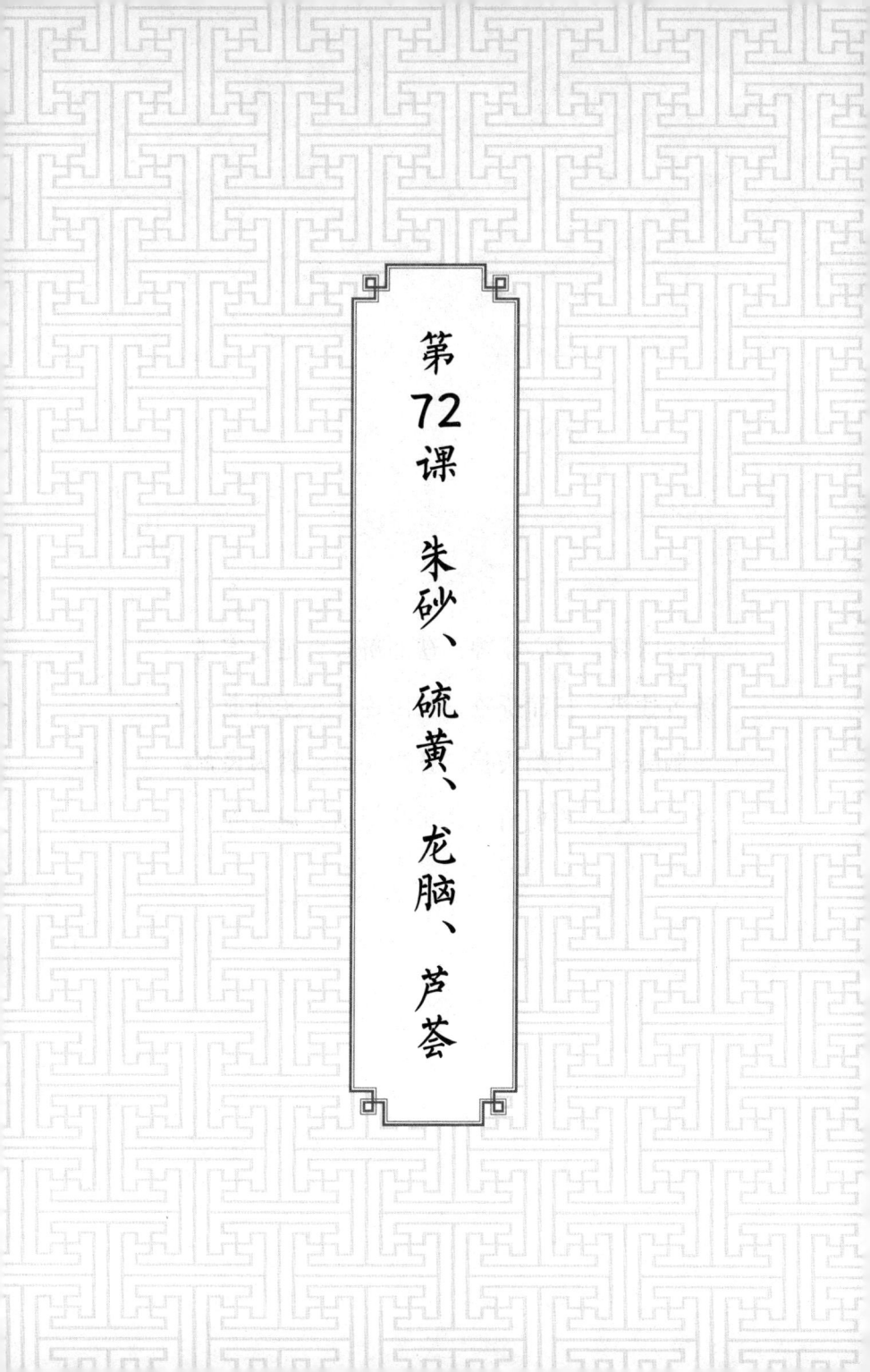

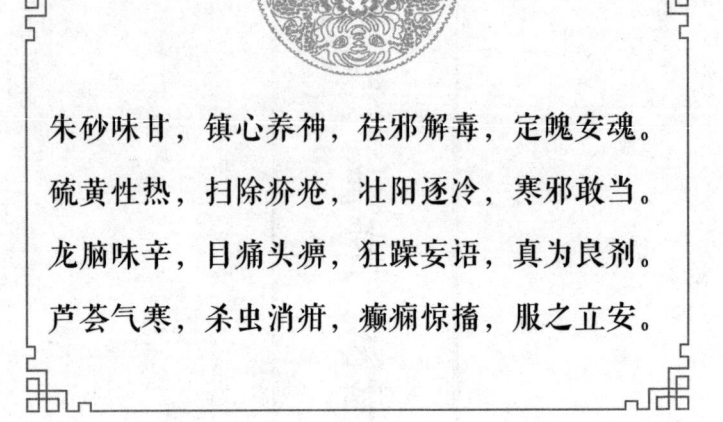

朱砂味甘，镇心养神，祛邪解毒，定魄安魂。
硫黄性热，扫除疥疮，壮阳逐冷，寒邪敢当。
龙脑味辛，目痛头痹，狂躁妄语，真为良剂。
芦荟气寒，杀虫消疳，癫痫惊搐，服之立安。

1月15日

晴

湖心亭公园

准备好没有？好！《药性歌括四百味》，今天看看哪四味？

讲药之前，我必须及时把我得到的好东西分享出去，因为我知道藏知识，藏着就像留饭一样，过了夜就会馊掉。

我向来遵循朱老讲的知识不保守，经验不带走。这是学中医的一个非常好的精神。

今天讲的这个方子，是当地一位草医的绝活，他以前不是草医，而是帮别人开摩托车拉客打杂工的。

后来他无意间得到了这个方子后，便不开摩托车了，别人叫他打杂工一百两百他都不去了。

为什么呢？他拿这个方子去帮别人治一个就

两百,一天治十多个,便两三千。哈哈。

对于这个方子,他周围的亲戚没有一个他肯传授的,拿药行,但是传方子这事儿,就是儿子也免谈。哈哈。

后来他的亲人也没有得到,但为什么我得到了呢?因为他最后得了肺心病,临终前的一个月,人已非常痛苦。

但是他还跑到龙山找药,然后碰到我了,我跟他说:"你的脉象很弱,到我这里来,我找地方给你疗养,给你终老。"他听了就很感动,说以前从来没有人这样对待过他。

我当然不是说要用这个方法去偷取他的秘方。我只是看他实在是病得太重,病入膏肓。

后来他悄悄告诉我,这方子里只有两味药,基本上脚痛风、肿痛、筋骨痛的,用"鸟不宿"再加"白小娘"各一把就能治好。

我们当地叫一种树"鸟不宿",因为这种树满身是刺,看了就可怕,鸟飞下去一碰到就赶紧逃,没有鸟窝所以叫鸟不宿。

有刺能消肿，有刺能去风，带刺的药，一般是跌打药。世界上能够带刀带刺的是谁？锦衣卫、士兵还有拿针刀的医生。

药物带刺善开破，如果你们进山不知道各类药物的名字，看到满身刺的植物就知道它是破血药，能够破血、活血止痛、通经络。

岭南的奇药"白小娘"能祛湿热，鸟不宿通经络，两药合用可以把筋络里头的湿热带出体外。

这个汤方治疗筋骨疼痛能起到七成的作用，再配合药酒揉搓，患者哪个地方痛，就用药酒上下磨热，再喝药酒，患处周围的血液循环加快，风湿痹痛就缓解。

五经富周围的风湿痹痛、颈肩腰腿痛患者，大多找他治疗，一次两百，缓解很快，患者很开心也很信服。

他跟我讲，刚开始的时候为了检验方子的疗效，他经常开车到周围三五十个村寨去，看到阿婆、阿公就赠方药，给他们电话，不断进行随访。

结果，疗效十分显著，痊愈病例越来越多，

他就开始收钱了。哈哈。每个人都要生计，钱可以有，但不可以贪。

所以后来他把这个方子传给我了，现在我也传给你们了。哈哈哈哈～

好。今天我们要讲朱砂。

朱砂味甘。朱砂是矿石类药，味甘。

镇心安神。朱砂能够镇住人的心神，让其不乱。

有些狂躁的患者，头脑思维都镇定不住，也叫心一时止不住。睡觉的时候，人躺在那里脑袋还在开快车。

朱砂安神丸里有朱砂、黄连、当归、生地黄、甘草等药，专治疗心火亢盛的失眠、烦躁，脑子静不下来。

现在城市里生活节奏快，很多人心神不定，就可以服用这个方子，不过现在已经有朱砂安神片了。

我两个月前就治疗一位IT工作人员，他长期失眠，我就让他买朱砂安神片吃，服用后睡眠就好多了。

祛邪解毒。朱砂为什么能驱邪？你们仔细观察就能发现，周围有病气、邪气的人惊慌不安的时候，带些玉坠或金银这些矿石类的饰品，就不害怕了。因为它们有下镇之功。

但是我告诉你们，虚弱气短的人，不要带玉坠，就像你在河里，不会游泳，再戴重物往下坠就沉下去了。

如果是比较浮躁之人甚至癫痫的患者，在他们的脚上戴些玉坠，能帮助镇静下来。

就如同风筝飘得太厉害了会断掉，我们可以在风筝到一定高度的时候往下扯，这也叫阴阳调和。

磁朱丸治疗阴虚阳亢的癫痫，其中磁石跟朱砂专门驱邪解毒，神曲护脾解表。

上次跟你们讲了，凡是用到矿石药，怕重金属存留中毒之类的，要加一些神曲进去，第一能够消化，第二可以解表，第三可以化解晶石矿物中毒。

其他省市的人过来看病，如果看他脸色黑的，可能是有一些农药、化肥残留在身体积累多了引起中毒了，治疗时加一些神曲在汤方中就可以化解。

定魄安魂。朱砂可以安魂定魄。什么人魂魄不安不定呢？

以前有人受惊，自觉白日见鬼，就请那些茅山道士、神婆，他们所谓的画符驱鬼或喝符水，都是用的朱砂。

朱砂安神丸安神镇惊，如果老年人要用，可用参汤送服。

朱砂驱邪解毒，对于热火的毒都很管用。治疗口舌生疮、口腔溃疡、咽喉肿痛的冰硼散，方中就有朱砂、冰片、硼砂等。

天王补心丹可以治疗阴虚血少睡不好。

以前读书人勤奋苦读，废寝忘食，过度用心导致心血干少过后，神不安回家睡不好。

神是指阳神。神回不了心，头脑很兴奋，甚至有些人读书发狂了如范进中举后就神志异常，就是因为阴血不足。

你家里房子着火了,你敢进去吗？不敢进去。你家里没钱了，你愿意进去吗？很多穷人拖着沉重的步伐回到家里，不愿意进去。

当你心脏过度使用了，读书透支心血以后，神回不了心，就老睡不着。

人很奇怪，有些人越熬夜越睡不着觉，慢慢地心血熬少了；有些人熬夜熬疲劳了，一躺下就睡着；有些人一熬夜再也睡不着。

心血熬少了，好像河池里血少的鱼肯定待不住，会一直跳。心神老在跳，会有好觉睡吗？肯定没有好觉睡。这时用天王补心丸。

我碰到一位读书人，经常读到一两点，我问他为什么？

他说："没办法。晚上11点想睡都睡不着，很苦。"

我说："你这样拼猫头鹰型的，最后会输得很惨？读书要拼百灵鸟型的，百灵鸟型的最后一定胜过猫头鹰型的。"

猫头鹰型老熬夜，熬得身体都没有精液了；而百灵鸟型夜幕降临八九点睡觉，第二天四五点闻鸡起舞。早睡早起，没病惹你。

最后这位读书人一身都是病。我说："你直接买天王补心丸的中成药,吃完两瓶以后,11点睡觉没问题。"

果然后来他一躺床上就睡好觉,心血养足了不用再熬到一两点。

有些人熬夜,其实不是他很喜欢熬夜,而是很无奈。

患者人体阴阳调和后,我们再治一些其他病证很轻松。

有位患者一过来就说:"曾老师,我吃了你的药好神奇。我以前九点都不想上床,现在九点就困了上床一会儿就能睡觉。连续一个月睡好觉后,那些肝肋痛跟胃胀全部好了。"

我说:"奇迹啊。"所以并不是说你精神好就不用睡觉,时间到了就要睡觉。

身体阴阳调和了,人九十点就会有困意,当没有困意的时候,你阴阳就不平衡了。

好!接着要讲的这味药我都舍不得讲,它的功效和应用太精彩了,可以单独写一本书。

《医学衷中参西录》的作者张锡纯就是用好这

味药的人，你们去看了就能知道它的厉害。

硫黄性热。硫黄药性是温热的。

扫除疥疮。硫黄有强大的解毒、杀虫功效，可以治疗身体的这些疥癣、湿疮等一切皮肤病。

单用硫黄研成粉末，再用香油一调就是疥疮膏，脚趾长癣或者湿疹流疮水，敷上去毒热就会被杀死被解掉，所以这个膏是止痒收湿的妙品。

我跟你们讲一个很奇妙的案例，一位身上长疥疮瘙痒的患者，治了1个月左右，患者好了大概六成，就是很难痊愈。

因为我知道五经富的温泉含有很丰富的硫黄，就对他说："这样吧，你去泡温泉吧。"

患者去泡一天温泉后，晚上一点痒都没有了，而且从此就喜欢上了温泉，隔两三天就去泡，疥疮瘙痒到现在都没有再发作过。哈哈。

你们可以去问那些经常泡温泉的老阿婆，她们有不少是大病已经转健康了。所以扫除疥疮要靠硫黄。

壮阳逐冷。硫黄可以壮元阳，把身体的寒冷

排掉。

老人元阳不足，大便拉都拉不出，用蜂蜜等性凉的东西去润不通。就像水再多，船放上去就是不动，因为没有动力推动船前进。老年人元阳不足，走路都没劲，大便不通就用"半硫丸"。

半硫丸就是半夏跟硫黄制成的丸，专治老年人虚冷大便不通，便秘得很厉害，壮阳之后可以把冷气给逐走。

寒邪敢当。身体的寒喘，筋骨的寒痹痛，是命门火衰导致的。

老年人手脚不便，走路等变得越来越迟钝，像秋后蚱蜢，蹦跶不了几天了。

我们不要取笑老年人，大家将来也会老，所以看他们老，我就觉得自己迟早也会到那一天。一定要趁着现在有时间做有意义的事情，想方法去帮助他们。

我们知道秋后的蚱蜢跟蝉，爬动很慢的，而且越冷就越动不了，最后就冻僵了，而人为了防止冻僵有很多方法，如烤碳、烤煤炉、吃姜、晒太阳，或者穿厚一点的衣服。

还有一招最厉害的，可以用含有硫黄的"黑锡丹"。

黑锡丹的组成都是中药中的神品。黑入肾，里面加沉香，可以治疗年老气喘，手脚没力动不了，再配合泡脚、泡温泉就可以把元气引到肾。

有些老年人觉得很神奇，说："我之前感觉一天气都吸不了多少气，一去泡温泉回来气就很足。"

我带你们到农场里头干活的原因也在此。我们农场叫什么？"功夫农场"。菜园叫什么？"开心菜园"。

我们在菜园农场里都要练功夫都要开心，练功夫很重要！我如果把这个诀窍跟你们讲了以后，即使吃粗茶淡饭，身体也会越练越好。

人体的能量气血从哪里来？

你们可以观察。炼钢炉可以把那些钢铁炼化，但是要把那些废铜烂铁通通练成金刚要具备三大条件。

第一，下面的煤球要很足。没有燃料，怎么

会有火力呢？这是基本的。人也是一样，干活的人起码要吃饱饭，饭就是身体的燃料。

第二，燃料足以后，还要充足的氧气。燃料只是基础，始终有限，所以要想办法把这些燃料发挥最大的火力。怎样可以把铁都煮融了？必须加鼓风机，没有鼓风机，燃料发挥的火力很有限。

一有鼓风机，火借风势，风助火威。火力就会很猛，鼓风机吹风的时候就相当于煤炉在深呼吸。

第三，足够高的温度。想要把铁都融化，就要源源不断的热能。

人的热情就是那把火，可以做许多看似不可能办到的事。

我们干活也有三要素，第一，好好吃饱饭；第二，每锄一铲的时候，必须要吸满气。第三，吸满气再用力干。

这样干活，我们身体的脂肪就会像破铜烂铁一样融化掉。本来松松的筋骨，就会变得硬邦邦。炼脂肪为筋骨，化血糖为肾精。

所以血糖跟血脂，就是你炼化不够的产物。

天底下哪有废铜烂铁,那不过就是你不会炼化的宝物而已。哈哈。

这一条很重要,炼化不够是百病、恶病之源,会炼身体没恶病;会化身体没邪气。

中医讲一个化一个炼,怎么炼化呢?吸满气后很热情很开心地坚持炼化。但我们不要没吃饭就去,病恹恹没办法干活。

干活的三点同时具备,我再纠正你们几个动作,你们去农场和菜园干活就越干越活跃。

但如果你们领悟不到这个诀窍,没有带修炼的状态去干活,真的会像老农一样越干越苦,那样苦瓜脸就出来了。

好!我们再看龙脑。龙脑的名字听起来好厉害,其实它就是冰片。

冰片可以入脑开窍。所有的外用药想发挥效果更快,就要加冰片(龙脑)。如皮肤烧伤膏,加点冰片抹在患处,毛孔立马被打开了。

冰片就像赤兔马一样作用迅速,将士因有赤兔马跑得飞快。刘备的马叫作的卢马,也很厉害。古语云：马作的卢飞快。

药物加了冰片，尤其外用治疗肿毒跟热毒的效果更好。咽喉肿痛，冰片加点清热解毒的药一喷到喉咙里，哇，凉凉的，患者肿痛就慢慢消退，饭也吃得下了。

冰片味辛。冰片是辛散走窜的，能够走得很快很快。

目痛头痹。眼珠子痛眼睛红肿的患者，将冰片加入水里点眼，目赤肿痛就会消退，再内服菊花、蒲公英，内外兼治，奇效必速。

冰片是开窍醒脑的药物，对头痹、心窍闭塞均有很好的疗效。如果人的心脑窍闭了，神志会减退。有些人痰蒙心窍，话都讲不出来，就快要中风高血压了。服用安宫牛黄丸心窍开了，压力就下来了，神智就会恢复。

狂躁妄语。人出现很狂躁，甚至说胡话的情况时，怎么办呢？

我们用冰片配合一些能够安神定魄的药，可以加强药物走窜的速度，迅速镇心安神。

之前有一位草医郎中跟老师坐在一起，他问我假如我们将来行走江湖，只能选择20种药，要带什么药？

因为出门不可能花花草草带一大堆，那就变成乞丐了，走不动了。为了方便，小箱子里只能带20种药，还要保证行走江湖衣食无缺。

云游四海，逍遥自在。哈哈～20种药中有一样必带的就是冰片。

为什么呢？急性胃痛，痛得很严重，挑一个黄豆粒大小冰片，吞下去疼痛立马就缓解。

首先，我们要记住急性病证迅速治标。如急性头痛、很严重的胃痛，你们应当立马帮他缓解疼痛，随后再开药帮他治本。

及时治标，别人就会很佩服你们，这样你们后期治本可以更顺利。

今年我们坐医结束以后，明年慢慢开始走医，先小范围的在五经富走。然后去揭西县走，去揭阳市走，去潮三角走，去广东省走，最后呢，走走走就走向全国了。哈哈～

到时候我还是这个原则,一辆自行车一双脚,而且我有一个严格要求,就是绝不带钱,要完全凭两只手打出天下来。哈哈~

这是很考验人的,我告诉你们,这可以拯救很多人的灵魂。

以前就有一位老总身家亿万,他还是海归派的,患了狂躁、抑郁症以后,看到楼就想跳,自杀倾向很严重。

然后老医生叫他去重走长征路,只靠两条腿,不要靠任何东西,走到一半抑郁症就好了。

我觉得现在人在办公室待久了,需要时间开双脚出去走,舒肝解郁。

今天你们不疏肝解郁,明天可能会被关到精神病院去。所以一些狂躁抑郁的人是要练一练了。

真为良剂。冰片治疗狂躁妄语,口舌生疮,胃火很重的牙痛,效果很好,真的是很好的东西呀。

玄明粉、朱砂、冰片、硼砂研成粉做成的冰硼散,一吹到喉咙或者口腔里肿痛很快就消,是非常好的药。

好！我们再讲一味芦荟。

芦荟气寒。芦荟药性是寒凉的。

杀虫消疳。芦荟可以杀虫，可以治疗小儿疳积。

我曾经研究过芦荟，买了十几本关于芦荟的专著，知道世界上的芦荟有几百种，有食用芦荟、药用芦荟，还有那些观赏芦荟，各种各样都有。

但总体来说，芦荟是寒凉的，能通大便，能够养颜美容。

以后我们的美容堂做起来，肯定要种几十亩芦荟的，少了不够用。每个人来一次就要用一颗来敷。

我们的养颜堂跟别人不一样，除了用芦荟外敷，还要再做我们的按摩，加一些穴位进行点按。

最后还加脚底按摩。为什么？头痛医脚。头部的浊气待脚上的穴位一搓通就能从脚底排出。

下水道等因为下面堵了会很脏，把下面通开来，脏水冲下去了就不臭了。古人有一句话叫"凡治病必察其下"。

凡是治病必须要观察下面，如果二便堵住了，就先通开，没有比这个更重要的。

我很反对久坐跟坐空调房，这就相当于把自己家的油烟机窗口关闭了。

人体的排油烟机就是毛孔，人体出汗的同时会排出油脂跟杂物。人体的下水道就看二便，坐久了，痔疮坐出来了，下水道扭曲了。

所以久坐办公室又不爱动的人，不去运动是最吃亏的，是自闭人体的油烟机和下水道。

芦荟可以润肠通便，热结便秘用芦荟。有一更衣丸，就是通便的药物。古人取名很厉害的，很委婉地称大小便为更衣。哈哈～

人很烦躁，热得觉睡不好，大便不通，芦荟跟朱砂配在一起，患者服用后就会通开来。芦荟润肠通便之功很厉害。

癫痫惊搐,服之立安。人癫痫抽搐,大便不通,都属于肝功能异常。诸风眩晕，皆属于肝。

肝很热很燥的时候，讲话会颤抖，手会发抖，拿东西也会掉。人气得很厉害时手脚都发抖。

遇到有人在气头上，用当归龙荟丸（龙胆草、芦荟、当归等）通他的大肠，他一吃下去，大便会泻得像箭一样快，人立马放松。

你们可以把这个药丸带在身边，如喝酒的人癫狂抽搐了，就赶紧让他喝下去，很快他就不发火了，到厕所里大便后火泄了，就不会出现脑溢血。

好！今天就到这里，更多精彩在明天！

第73课 天竺黄、麝香、乳香、没药

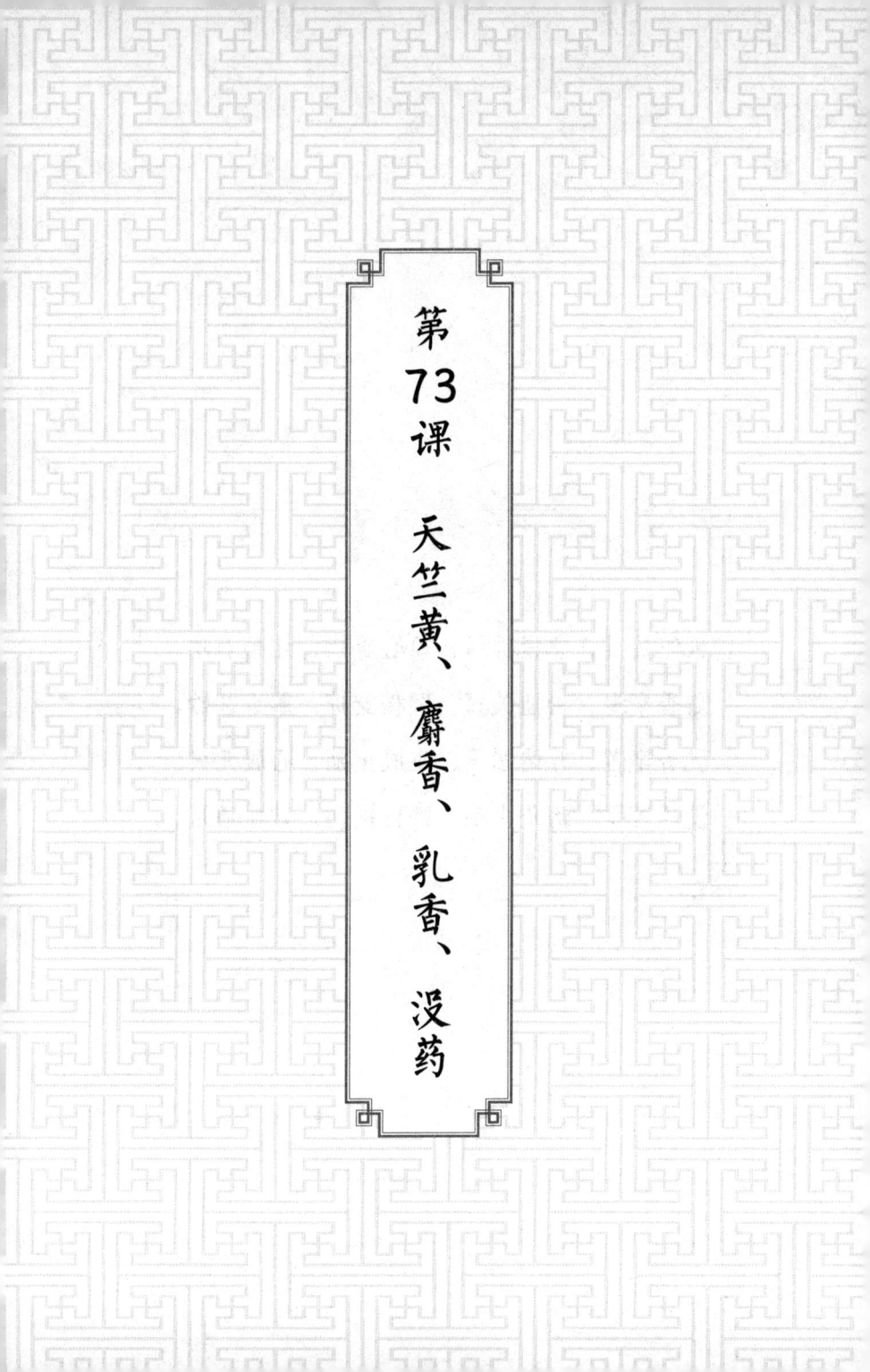

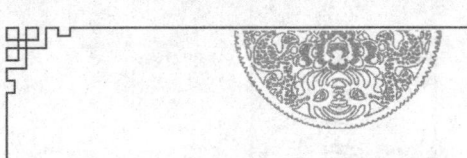

天竺黄甘，急慢惊风，镇心解热，化痰有功。
麝香辛温，善通关窍，辟秽安惊，解毒甚妙。
乳香辛苦，疗诸恶疮，生肌止痛，心腹尤良。
没药苦平，治疮止痛，跌打损伤，破血通用。

1月16日
晴
湖心亭公园

《药性歌括四百味》，今天看看是哪四味？

讲药前，我还得分享一个千金不卖的超级大秘方。

这个秘方起源于我在龙山看病的时候，有位肩周炎的患者只找我治疗了三次，好了两三成，没有根治。

突然间有一天他来告诉我他的肩周炎好了，我问他怎么好的，他说山下帮他们采茶叶的老阿姨传给他一个方子，只有一味药。他和他的妻子两个人都有肩周炎，不知道这个方子能不能吃。他妻子就让他先吃吃看。

结果他把两份药当作一份药，服用了三天就好了，第一天服药后好一大半，三天后恢复如常。

他妻子很惊讶，立马又去抓药，结果两人的肩周炎都好了。他们本来手都举不起来，现在拿剪茶机挥来舞去很轻松。

我说："奇怪，我帮你治三次没搞定，你只吃了三包药就搞定了，那是什么药呢？"

然后又有一次，镇上的一位肩周炎患者，肩部痹痛很严重，我帮他治疗，吃了药就好一点，不吃药就反复。

后来他说：我的肩周炎彻底好了。

我说：哎！这么厉害！彻底好了呀！

他说：可是不是吃你的药好的。

我说：你吃了什么药？

他说：就是一位草药郎中给了我一包药。

药王孙思邈有一个精神，即"凡有一事长于己者，不远千里服膺取决"。什么意思？

只要有一项技能比我厉害的人，即使千里以外，我都要走过去向他礼拜，跟他学他的好方法。这就是学医的精神！

刚好患者送了一些酒我没有喝，而且我平时

很喜欢送酒给江湖游医朋友，于是我们很快就找到草药郎中家里去。

草医郎中知道了我的来意便跟我们说："这个没什么，我可以带你们去找。"去了才知道，这味神药就是我们当地的"千金树"。

用千金树来煮牛肉，牛肉会变得很硬，不要吃牛肉，喝汤就行了。

他说他用这种方法治肩周炎数十例了，每一位患者都说好。

治疗肩周炎，肩部臂痛难以屈伸的患者，一次用千金树2~3两，严重的可以用半斤，一般三付药就见效。

而且他还讲到肩周炎叫冰冻肩，睡觉时肩绝对不能露在被子外冻着了，才能够好得彻底。下午以后不要吃喝冰水，下午属于阴，如果下午再喝凉水等，双阴相加雪上加霜。

哇，我得到这个方子太高兴了。以后你们凭一方就可以走天下。他有很多其他秘方的，肩周炎只是他的一小方子。哈哈～还有很多好方子，我慢慢地分享给你们。

好！我们看，一个人要学习别人的东西，有很多方面。从书中来，从老师中来，还可以从江湖朋友中来。像我刚才分享的经验，就是从江湖朋友中来的。

好！我们开始讲今天的药物。

天竺黄甘。天竺黄药味是甘的，偏寒凉。

急慢惊风。不管是急惊风还是慢惊风，表现为痰邪堵在胸部，四肢抽搐的可以用天竺黄。

孩子抽风以后，两眼上翻，用点天竺黄，1克左右就行了，研成粉末冲服，惊风很快就止住。

天竺黄是由竹竿内最精华的分泌液干燥凝练出来的，如果没有这味药，竹沥水也管用。

曾经有一位患者抽风，眼睛往上翻，痰液堵塞得快讲不出话来，用鲜竹沥口服液两瓶灌下去，痰液很快就顺下去了。

镇心解热，化痰有功。天竺黄不仅镇心，还可以解除热，且化痰的功效非常强大。

你们可以看到小孩子晚上老爱哭闹，舌头尖

红红的情况,这时找来天竺黄、竹叶心、蝉蜕三味药中的任何两味药,孩子晚上啼哭之相就消解了。

竹叶芯七根,且河边的竹叶芯效果更好,因为河边经常有水流过,它的利水功效好。

树上的蝉蜕也可以息风止痉。因此我想到我们人类也要站得高一点,高处使人心胸开阔,可以宽心解郁。

再加上竹中的精华——天竺黄。竹一节一节很像络脉,治疗惊风时天竺黄0.5~1克研末调服下去,小儿基本上吃一次就好。

好!我们再看,以前有句话叫:"满腹才不怕运不来!"

老师跟你们讲,任何人如果不经历十年寒窗,都很难有一举成名的那一天。

你们看神手宏哥有一手绝活,可以迅速缓解任何疾痛,包括癌痛,那也是他背后努力的结果。

急性的疼痛抽搐等都可以帮助迅速缓解,如果想要保持持续的效果,就可以请宏哥两三天再按一次。

他有这个绝活，到哪里人都围绕着他。所以有麝自然香，何必当风立！

只要肚子里有货，就像佩戴了麝香，你们不需要站在风口也能芳香四溢。

这就是要有做一个有本事的人，而不是有名气的人。

你们一来老师就问你们：你想做个有名气的人，还是有本事的？你想做个有名气的，你来错地方了，我能做的，是让你做一个有本事的人。

麝香辛温。它性温暖善于走窜。辛香定痛去寒湿。

一切寒湿痹痛，即使痛得死去活来的癌症患者用一点点麝香，他的疼痛就会减轻。

善通关窍。那些关窍堵塞不通的症证就用它。

我去看过金昌叔接骨，你们知道接骨有多痛吗？非常痛。有些患者骨头位置不正的要把骨头拉出来再把它按回去，患者就痛得死去活来。

好在金昌叔有一盒一盒的麝香。他在接骨的药里加了麝香，再给患者敷上去一绑，患者一会儿就感觉不到痛了。

金昌叔说这些药起到八成功效，但是不放麝香镇痛效果很不理想。接骨药里加麝香丸一瓶的话就贵几十块。

小小一瓶量很小，像一瓶六神丸一样少，但是就那小小一瓶倒下去，骨头痛立马减轻，只要它是好的麝香。

善通开窍。天底下开窍镇痛药，莫过于麝香。所以任何骨头断裂、窍闭之证，用麝香就以通开了，而且还可止痛。

辟秽安惊。身体里的秽浊，比如说老年人生气痰浊蒙在心窍，可以用含有麝香之物。

如将安宫牛黄丸、至宝丹等含服一两丸，胸中秽浊之物就化开。

之前有一位老者的儿子说，老人经常神志不清，怕挨不过年底了。他说不希望老人还没过完年就去了。

于是他问我有没有办法让老人家多活些日子。

我告诉他，老人痰迷心窍，就买"安宫牛黄

丸"。然后把它化成水给老人喝下去，三天就喝一粒，后来一直到老人走的时候神智还是清醒的。

本来医院跟老人的家人说准备后事了，结果老人还活到了第二年清明。

解毒甚妙。麝香解毒很妙。

咽喉肿痛，肿毒疮疡患者可以服用六神丸，效果相当好。

一位经常吃烧烤的小伙子严重咽喉肿痛，痛得说下次不敢吃烧烤了，就用六神丸治好的。

我没有给他开方药，只叮嘱他将六神丸一罐倒进咽喉先不要咽，让它停留在咽部作用。患者本来是水跟饭都灌不下，严重扁桃体，药完全化开了以后，不用吃第二罐，呼吸吞吐各方面就很舒服了。

六神丸含有麝香，麝香又号称无窍不开，意思是说用了麝香没有一个孔窍不开。食道癌也可以用这个药。

如果我们配合神手宏哥的足底反射疗法，按通足脉再配合六神丸，上通下达效果就很好。

宏哥就碰到一例食道癌患者，患者东西吞不下，吃药一下子就呕出来了。宏哥帮他按脚底后，他吃什么都吃得下。

为什么呢？下面开关一打开，上面的水饮、痰浊就能下来。

所以按脚可以治疗那些吞吐不下的病证，像孩子厌食、挑食，经常按脚等下他的胃口就开了。

按脚、洗脚、泡脚是有助于开胃下食的，配合六神丸就可以治疗食道癌。

但是癌症的成因是很多的，这方面都要一一找出来。

麝香还有很多厉害之处，比如可以治疗心绞痛。

急性心绞痛严重时心窍闭塞会导致死亡。心慌胸闷，麝香保心丸、速效救心丸之类的药物，含两粒在嘴里心脏不适就缓解了。

两个星期前二村有一位患者，他连续三天晚上胸闷要死，问我他是不是要上山了？

我说还远着呢，六七十岁还远着呢，让他晚上就用麝香保心丸，含在嘴里。

他说奇怪，就含药的当天晚上胸闷感全部消失，连续含三个晚上后到现在都舒服没事。

晚上睡前含几粒含有麝香的药物，老人可以缓解节令变化，突寒突热导致的心肌炎、心绞痛。

好！我们再看。你们有没有在体育课推过铅球或者扔过实心球啊？

扔实心球、推铅球，想要把球推得远，要怎么样做呢？先吸气，还要吸大量的气，再像拉弓一样使球向后退一点，再推出去就会推得更远。

练功都是先吸而后放，这样一吐一纳，排出去的浊气更多，吸进来的气也更多。

你们想要排除身体的脏垢，就要先练功。

我们去传统文化中心找厕所，怎么也找不到。望来望去，这边又是女舒园，那边又是练功房，怎么也找不到厕所。

我第一次去不知道，原来练功房就是男厕，女舒园就是女厕。哈哈～

以后我们农场也这样搞，一边就是练功房，另一边就是女舒园。让行外人进来也不知厕所在

哪里。哈哈～

为什么叫练功房？大小便就跟练功一样，气吸足了再用力大小便就排出去了。

我们练外功，可以开山裂石，把实心球推走，练内功可以推走瘀血痰湿。

你们在农场上，我经常说你们不得呼吸要领，干的是死活所以喊劳累。你们知道了我讲的呼吸要领，再干活力量就像泉水一样不断涌出来，用都用不完。

我们当地说，如果谁干活不能够干到有使不完的劲的感觉，那这个人还不会干活。

一个人即使再强壮，暴发力再强，最后也会累，但用蚕丝一样连绵不断的力干活，找到了这种感觉，干一下午都不累。

每次干活都吸满气，等于你每干一下都在如厕，都在排脏毒。

所以同样干活，得诀窍越干越活，不得窍诀越干越累、越死。这里面的诀窍就是呼吸、吞吐。

乳香辛苦。乳香味辛、苦，辛能散能行，苦

降浊气。

疗诸恶疮。各种恶毒、疮肿都可以用它。

比如说肌肤溃烂,恶疮,将乳香捣烂了敷上去,严重的患者再加点麝香效果更好。前面讲的麝香解毒甚妙。两味药相配,你们就可以治疗各种无名肿毒、恶疮。

生肌止痛。乳香可以生长肌肉。

之前有一位阿叔的手被镰割破,创口很大,老流脓水好不了,乳香、没药研成极细的粉,敷上去就能祛腐生肌止痛。

这个方子是哪里来的?古书里叫它"海浮散"。我们中国人很厉害,海外来的药也可以为我所用,将其纳入中医体系。

海浮散就是海外坐船漂浮到我们中国来的乳香、没药制成,专门治疗疮痈、肿毒、瘢痕。

我第一次看余老师治疗痤疮用浮散,十位患者当中有七八位都好得干干净净。

治疗痤疮7～15天,患者就可以换脸。我见老师每每在痤疮方中都会下乳香、没药各5克或者各10克，就很奇怪。

我说：老师，这不是治跌打伤的药吗？怎么用来治痤疮？

余老师就说：你不知道啊，这两味药活血化瘀效果好。

乳香、没药能治跌打伤，深入骨髓活血化瘀，治疗表皮的疮疤岂不是唾手可得？哈哈～

我一听恍然大悟，原来这两味药对表皮的痤疮、疮疤疗效这么好，服用后陈年的疮疤也能变淡、变浅。

如果患者再配合足底按摩跟搓脸好得更快，为什么呢？

光吃药，就像只放洗洁精却不动手去洗碗，碗不会自己干净。想去掉痤疮跟那些身体的包块瘀积，药只能起到很小一部分作用。又比如要通下水道，要放一些消融的药，但只有药是不够的，还要用工具。

患者吃了消气化积的药还要推腹、按脚跟搓脸，上中下都梳理一遍，那么这些疮疤肿痛，积聚甚至包括严重的癌症都可以化掉。

宏哥为什么有自信？他认为脚底下没有条索、气泡、结节，身体脏腑就不会有包块瘀堵。

心腹尤良。乳者对于心跟腹部的疼痛效果好。

我告诉你们，严重痛经难治愈的患者，在姜枣茶里头加点乳香、没药，就可以治疗痛经。非常难吃，难吃得想呕，但是只要吃下去痛经立止。而且它又便宜。

气血瘀阻的心腹疼痛或者关节痹痛等少不了乳香、没药，包括子宫肌瘤都可以化。

好！我们接着来看，跌打损伤里头最厉害的叫"七厘散"。

为什么叫七厘散？因为多味药的用量很少，大约七厘。

有人从高处一掉下来内伤或者开车撞伤，去找七厘散吃下去瘀血就化掉，里面有乳香、没药。如果风湿关节痛，就可以用小活络丹，里面也有乳香、没药，帮助治疗关节痛、痹痛。

好，我们再接着来看。以前我们爬山的时候

看到一条沟跳不过去，但是向后面走几步，然后再一个冲刺助跑就跳过去了。

也就是说有时人生后退是为向前服务的。

你们在我们农场这么低档的环境之下去修炼，看似是在倒退，其实那可能是储备力量像拉弓一样。等你存够力量，一冲刺人生的坎就越过去了。

所以不要看很多人后退就以为他没本事，心想曾老师放着学校的讲师、教授、专家都不去当，跑到田里来有什么出息？

我想说他们不知道我后退也是储备力量，虽然很辛苦但是将来一箭冲天的时候一定很快乐。

但是没有余老师的举动，就不会有今天的我。

余老师当时做了一个举动，他之前在药厂、医院里已经做到高管经理，前途一片光明，那些领导喜欢得不得了。

因为无论给什么项目，余老师都有办法拿下。余老师深通太极之道，人际关系方面非常通达厉害，非典期间拿不下的药物项目，余老师也能拿得下。

突然间，余老师做了一个决定，他说他要到基层去开间小药房，大家都很惊讶。

而且小药房很朴素，在垃圾堆旁边，为什么？房租便宜，药房刚开始只有余老师一个人，不仅要管药房的一切事务，还帮患者看病。

余老师还自己写案例，写书，几年之内余老师一个人独当一面，偶尔会叫邻居家的老爷子帮忙分药。

余老师在药房旁边摆了一副棋盘，经常跟老爷子下棋，下来下去两人就成为朋友，过后老爷子就进来帮忙搞药，做这做那，后来才会有周师傅进来，然后一个一个吸纳人才。

那段时间，连余老师的老丈人都说，做这个有什么出息？看了就很不理解，而且很不高兴。放着好好的高薪、高工、高位都不做，到这个最底层来，而且还是中药店，有什么利可以赚？

余老师就淡淡地笑了说："别小看我开在这个小地方。将来武汉那边的人都会到我这里来拿药。"大家都以为他说笑话，那些同事更是觉得走这条路走错了，还经常叫余老师回去跟他们在一起。

结果，五年、八年后，那不得了了，没有一个同事能够跟余老师比了，再过个十年，余老师以前所有的朋友同学合起来的力量和影响力都将不及余老师一个人的。哈哈～

余老师当时就是一个向后退的力量，后退即是向前。他在基层里头打拼，存足力量，每个案例都收集下来，写成书籍。

所以要珍惜人生当中后退的日子，要知道拉到最满，才能射得最远！

没药苦平。它是苦的，能降浊。

治疮止痛。治疗疮肿疼痛。乳香、没药就像一对兄弟。既然是兄弟，它们的性子都差不多。基本上方子中有乳香就有没药，有没药就有乳香。

跌打损伤。跌打损伤可以用它。

破血通经。它们是破血的，它们不是简单活血。

活血药中鸡血藤很平和，可以轻微活血，

患者吃了觉得很平和。但是碰到严重痹痛，就要找破血的药，乳香、没药、桃仁、红花破血化瘀。

跌打损伤伤到骨头，接回去了但是长得还不好的患者，四物汤加乳香、没药、桃仁、红花一共八味药，煮成汤患者一喝下去，骨头会比没喝的长得好很多。

这个是经过试验验证过的。有喝跟没喝的患者做对比，有喝的患者骨节修复得很好，没喝的患者修复时间长还可能会留下一些痕迹。

另外，治疗短暂性的瘢痕，四物汤加乳香、没药、桃仁、红花效果也很好。但还是要长期配合按脚、搓脸、揉腹和练功。

含有乳香、没药的"手拈散"也很厉害。

如果你们去外面义诊、巡诊，用手拈散（含有五灵脂）治疗患者的胃痛、胸痛、肚子痛，效果都不错。

五灵脂是鼯鼠的粪便，破血通经，可以使胸肋部的瘀血往下走。老鼠粪便都可以入药，中医太厉害了！

中医眼光看天底下没有废人，朽木都可以当人才。

好，今天就到这里，更多精彩在明天。

方药集锦

1. 虚寒腹冷,长期拉肚子,便血

赤石脂、干姜、粳米。现将粳米换山药,组成桃花汤。

2. 疮疡溃烂

收疮散:一味赤石脂外敷。

3. 专治妇人漏下,多年不愈

赤石脂散(赤石脂、乌贼骨、侧柏叶)。

4. 湿疹、湿疮流脓水,久不收口

赤石脂散(赤石脂、乌贼骨、侧柏叶)加橡皮、血竭。

5. 专治木火刑金，胁肋痛咳嗽，痰中带血

黛蛤散（青黛、海蛤粉）。

6. 皮肤出现瘀血斑

青黛、赤芍、牡丹皮、紫草凉血降血。

7. 转氨酶偏高

四逆散加凉血四药（青黛、赤芍、牡丹皮、紫草）。

8. 专治喉咙肿痛

喉风散（青黛、冰片），冰硼散（冰片、硼砂、玄明粉、朱砂）。

9. 专治干咳带血的肺部疾病

补肺阿胶汤。

10. 咽喉或肺部干燥起火

清燥润肺汤，方中麦冬配阿胶，润燥止咳。

11. 子宫虚冷、漏下不止

胶艾汤（阿胶、艾叶、四物、甘草汤）。

12. 痰迷心窍，精神错乱

白金丸（白矾、郁金）。

13. 湿疮疥癣或带状疱疹疼痛

白矾、硫黄、冰片研磨成粉，敷在皮肤，减轻疼痛。

14. 老年人尿淋不断

乌药、益智仁、山药再加五倍子。

15. 妇人崩漏、带下偏多

五倍子配白及，可以收敛。

16. 皮肤湿疹瘙痒

五倍子、枯矾同用。

17. 妇人产后体虚，气血不足，乳汁不下

黄芪、当归、党参之类的补足气血，再加通草、路路通疏通乳管。

18. 耳鸣、目盲

杞菊地黄丸。

19. 劳损，眼睛看不清，耳朵听不明，记忆力下降

劳伤丸，又叫枸杞子丸（枸杞子、天冬、地黄）。

20. 肝劳

用制首乌、黄精、甘草之类的药物，救肝急、缓肝劳。

21. 脾劳

黄精、白术、陈皮。

22. 肺劳（肺部劳损）

黄芪补肺气，配合黄精、沙参。

23. 大汗出

五味子、人参、麦冬。

24. 专治脾肾两虚，五更泄泻

四神丸（吴茱萸、补骨脂、肉豆蔻、五味子）。

25. 专治肺寒咳喘、痰多

小青龙汤或苓甘五味姜辛汤（干姜、细辛、五味子，再加六君子）。

26. 肺肾气虚

都气丸（五味子加六味地黄丸）。

27. 腰痛如折

腰五药：补骨脂、狗脊、杜仲、桑寄生、川续断。

28. 鸡眨眼

明目茶饮方（苍术、淫羊藿、石斛、枸杞子）。

29. 腰部、膝部酸痛

补骨脂丸（补骨脂、核桃、沉香、乳香、没药）。

30. 尿频急、尿冷

破故纸丸（补骨脂、小茴香两味药，打成粉后用蜂蜜搓成丸）。

31. 久病，脾肾两虚

参苓白术散。

32. 肠燥便秘

润肠丸(肉苁蓉、麻子仁、沉香炼蜜为丸)。

33. 年老体衰,肾精不足

驻景丸(熟地黄、菟丝子、车前子)。

34. 不孕不育

男子用五子衍宗丸,女子用乌鸡白凤丸。

35. 抽筋非常严重

芍药、甘草、牛膝、薏苡仁、淫羊藿、小伸筋草。

36. 做梦较多

淫羊藿、仙茅、红参。

37. 高血压阳亢,头上冒汗

四逆散加龙骨、牡蛎、颈三药。

38. 胁肋胀痛

消瘰丸加四逆散。

39. 从头到脚的生气或气滞

金铃子散（延胡索、川楝子）。头痛加川芎，胸痛加桔梗，背痛加姜黄，手抖痛加桂枝，肚腹痛加小茴香，腰痛加金毛狗脊。

40. 妇人盆腔积液

导气散（小茴香、川楝子、吴茱萸、木香）。

41. 睾丸疼痛

导气汤加四逆散。

42. 湿浊下注，小便淋沥涩痛

萆薢分清饮（萆薢、乌药、石菖蒲、益智仁、甘草、茯苓）加牡蛎，分清泌浊，利小便，防止精华外泄。

43. 粉碎性骨折后期康复

骨碎补、续断合用，再加三七、丹参。

44. 精华遗漏的，汗出的或者胎动不安

寿胎丸（续断、桑寄生）。

45. 遗精或漏汗

四逆散加桂枝、甘草、龙骨、牡蛎四味药，疏肝解郁，温阳固摄。

46. 专用于阴伤、吐血、鼻血、崩漏、出血

化血丹。

47. 专门治疗阴疽

阳和汤。

48. 中老年人体衰

海狗肾丸（人参、鹿茸、腽肭脐）。

49. 虚损，头晕目眩，四肢无力

河车大造丸。

50. 心胃痛

四逆散加丹参饮（丹参、檀香、砂仁）。

51. 噎膈症

檀香打粉，人参汤送服。

52. 肺纤维化

杏仁、胡椒各7粒，土鳖虫2钱，鸡胆4个一起捣烂贴到涌泉穴（男左女右），每天3次，不要洗澡，不要吹风，不要食用酒腥之物。

53. 交节气病

血府逐瘀汤或者通窍活血汤主之。

54. 心急绞痛

含有安息香的至宝丹、苏合香丸。

55. 产后血晕

安息香、五灵脂打成粉末，姜汤送服。

56. 眼内翳障

硇砂配杏仁煮熟以后取汁。

57. 目赤肿痛

白龙丸。

58. 雪片疮

四宝丹（雄黄、冰片、硼砂、甘草）。

59. 脚痛风、肿痛、筋骨痛

鸟不宿、白小娘各一把。

60. 心火亢盛的失眠、烦躁

朱砂安神丸(朱砂、黄连、当归、生地黄、甘草)。

61. 专治老年人虚冷大便不通

半硫丸(半夏跟硫黄制成的丸)。

62. 年老气喘,手脚没力

黑锡丹。

63. 热结便秘

当归龙荟丸(龙胆草、芦荟、当归)。

64. 老人痰迷心窍

安宫牛黄丸。

65. 疮痈、肿毒、瘢痕

海浮散。

精彩回顾

1. 满腹才华，不怕好运不来。

2. 人先要活得很光彩，终究要活得很明白。

3. 饮食有节，起居有常，不忘作劳。一曰慈二曰俭，三曰不敢为天下先。

4. 小心是天底下第一疗伤药。

5. 一切言动,都要安详。十差九错,只为慌张。

6. 任何艺术都是一样，你必须要真正地打动民心。成功并不是你拥有多少名利，而是你感动多少人，包括你自己。

7. 五倍子跟枯矾同用，就是皮肤湿疹瘙痒的要药。

8. 淡定是真修，是精神的大涵养。

9. 人品决定你的作品，精神决定你的未来。

10. 屋前种榕，屋后种竹。

11. 传功不传火，传药不传法，传药不传量。

12. 读经典则跟底厚，能文章则见识广，读史传则议论伟，重德行则福泽长。

13. 不力行，但学文。长浮华，成何人。但力行，不学文，任己见，昧理真。

14. 勇者气行病愈。

15.《朱子家训》说："与肩挑贸易,毋占便宜。"

16. 一松百脉开，一紧百脉闭。

17. 安心之外无他方。

18. 没有强大的身体，其他都要归零。

19. 少年不练功，到老一场空。

20. 文武之道，一张一弛。

21. 气气归脐，寿与天齐。

22. 人无压力轻飘飘，菜无压力不长苗。

23. 俗话说三岁看大，七岁看老。

24. 智欲圆而行欲方，胆欲大而心欲小。

25.《弟子规》讲财物轻，怨何生，言语忍，忿自泯。

26. 大动不如小动，小动不如微动。

27.《孙子兵法》："明修栈道，暗度陈仓。"

28. 海南千里马，性烈如猛虎。日行千里外，也需一寸土。

29. 上士闻道勤而行之，中士闻道，若存若亡，下士闻道，大笑之，不笑不足以为道。

30. 交节气病，血府逐瘀汤或者通窍活血汤主之。

31. 人莫不死，其所长也！

32. 凡治病必察其下。

33. 有麝自然香，何必当风立！

后 记

如若生病当快乐,
若处苦境当吃补。
一个人生病了,担忧恐惧,只会让病情更严重。
而快乐却是疗伤的圣药。
病痛只是在提醒我们要改正错误的生活方式。
言吾过者是吾师,病痛是我们的良师益友,这难道不是一件值得快乐的事情吗?
身处苦境,更能砥砺我们奋进,专注地学习工作,逆流而上。
一个人在苦境中才能够真正成长起来,这叫

吃苦当吃补。

所以在病苦中的人们，不要悲伤难过，要积极乐观地面对它，解决它，再放下它！

《〈药性歌括四百味〉白话讲记⑥》已经完成，敬请期待下一部。

神在手前　意透其中　如网天罗　无病能逃

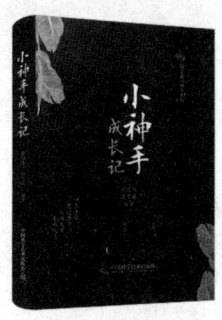

小神手成长记
曾培杰　汪雪美　编著
定价：35.00 元

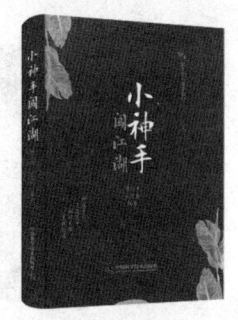

小神手闯江湖
曾培杰　汪雪美　编著
定价：35.00 元

《小神手成长记》主要记载了作者教授十里八村的儿童明理、认穴、推拿治病的各种小故事，也是真实的治疗案例。作者曾培杰借用生活中的常识、现象来重新解读中医推拿按摩中常运用到的理论。作者以别样的角度重新命名这些难懂的中医推拿专业理论术语，显得活泼有趣又直接明了，如"春阳融雪理论""摇井理论""泄洪减压理论"等 40 个理论。并为这些理论编写了通俗易懂、朗朗上口的口诀，便于记忆和传播。全书语言风趣幽默，将枯燥的理论改头换面融入一个个小故事中，兼具了趣味性和学术性。适宜广大中医药爱好者和热衷于保健养生的人群阅读参考。

《小神手闯江湖》是《小神手成长记》的姊妹篇，也是这一系列中的实践操作篇。本书作者曾培杰结合自身多年的临床经验，博采众长，详细讲述了头面五官科疾病、消化系统疾病、皮肤科疾病、妇科疾病、泌尿系统疾病等 100 种疾病的中医推拿治疗方法和简单的方药。作者细致地讲解了每一种疾病，并附有症状、治法、调养宜忌和真实病例。全书结构条理清晰，语言通俗易懂，教授的方法简单易学。适合中医药临床工作者和广大中医药爱好者借鉴参考。

纷繁的世界里，有个中医的"桃花源"
闲来干干农活，看看田间的"扁鹊"

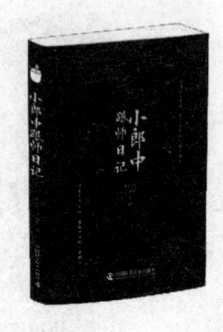

小郎中跟师日记
曾培杰 丁润雅 著
定价：28.00元

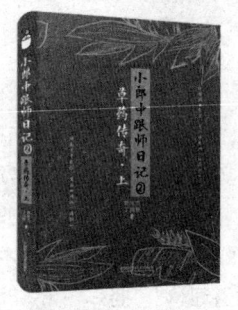

小郎中跟师日记②：草药传奇（上）
曾培杰 丁润雅 著
定价：30.00元

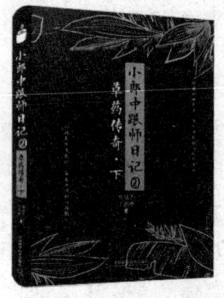

小郎中跟师日记②：草药传奇（下）
曾培杰 丁润雅 著
定价：30.00元

　　一位资深的医护工作者在重病之后，深切地体会到中医学的珍贵，毅然决然地从湖南来到广东省揭阳市五经富镇，登门拜师，跟随曾培杰医生学习中医。并用日记的形式记录下作者每日跟诊学习的收获和在田间劳作的乐趣，把曾培杰医生诊治诸多疾病的临床经验和学术思想，淋漓尽致地展现出来，也原汁原味地描绘出作者在这个美丽的南方小镇中生活的画面。通过作者每日跟诊学习的积累，可以看到中医师带徒这一教学模式的独特之处，在跟诊抄方之中，把中医之道传承下来。